ALIMENTOS que ayudan a prevenir y combatir ENFERMEDADES

ALIMENTOS que ayudan a prevenir y combatir ENFERMEDADES

Gloria García

Número de Control de la Biblioteca del Congreso de EE. UU.:   2012946854
ISBN: Tapa Blanda   978-1-4633-3676-9
                   Libro Electrónico   978-1-4633-3675-2

Para pedidos de copias adicionales de este libro, por favor contacte con:
Palibrio
1663 Liberty Drive
Suite 200
Bloomington, IN 47403
Llamadas desde los EE.UU. 877.407.5847
Llamadas internacionales +1.812.671.9757
Fax: +1.812.355.1576
ventas@palibrio.com
417038

ÍNDICE GENERAL

INTRODUCCIÓN

Este libro fue hecho por la urgente necesidad de mejorar nuestra salud física y de vivir una mejor calidad de vida. Todos queremos ser felices y parte de la felicidad es tener una excelente salud.

Sabemos que un día vamos a morir, pero que no sea antes de tiempo a causa de las enfermedades, ni tampoco que vivamos enfermos todo el tiempo en esta tierra.

Con tristeza he visto como muchas amistades y familiares han sido victimas de diferentes enfermedades terribles y que algunos ha llevado a la muerte y otros son esclavos de medicamentos, he visto los resultados que muchos medicamentos hacen al cuerpo, después de tomarlos con mucha frecuencia para cierta enfermedad, con el tiempo surgen otras enfermedades a causa del medicamento (o sea que alivian una, pero afectan otras áreas del cuerpo, como el hígado) y esto ha sucedido y sigue sucediendo hasta que no le pongamos un alto a las enfermedades en nuestro cuerpo, pero esto dependerá de cada persona, pues la manera de como se alimenta importa mucho y sí, importa mucho.

Como dijo Hipócrates, el padre de la medicina: "Que la medicina sea tu alimento y que tu alimento sea tu medicina".

Mi deseo es que puedas consumir los alimentos que aquí se muestran para cada enfermedad y que experimentes la sanidad natural, no importa si no estás enfermo, consúmelos, no esperes a que te enfermes, y cuando veas resultados positivos, si deseas escribirme hazlo por favor, si este libro te ha ayudado a mejorar tu salud, estará cumpliendo el propósito por el cual fue escrito: ayudar a cada persona que anhele vivir en esta tierra en completa salud. (mi correo electrónico está en la última hoja).

ALGUNOS CONSEJOS

1. Al sentarse a la mesa haga una oración de agradecimiento a Dios por sus alimentos, y esto le ayudara a relajarse mejor.

2. Coma tranquilo: haga a un lado las discusiones, pleitos, malas noticias, etc.

3. Apaque el televisor, ponga una música tranquila instrumental, relaxante.

4. Mastique bien los alimentos y lentamente.

5. Deje de comer hasta que este satisfecho, no hasta que este lleno.

6. Después de comer, tenga unos minutos para descansar.

7. Consuma frutas y verduras (las verduras crudas son mejores, si las cocinas a la parrilla o asadas ligeramente, están más deliciosas y más nutritivas)

8. Disminuya las grasas saturadas, cámbielas por las insaturadas: el aceite de oliva, canola, de maíz, de soya, de girasol, frutos secos (pistachos, almendras, avellanas, nueces, cacahuetes, aguacates) (ver toda la información en el Índice General en el área de: Los nutrientes que el cuerpo necesita).

9. Consuma carbohidratos complejos, se encuentran en los vegetales: brócoli, espinacas, calabazas, coliflor, etc. los cereales: arroz, trigo, avena, amaranto, maíz, etc. las leguminosas: garbanzo, frijol, lenteja, habas, chicharos, alubias. Los tubérculos: el camote, la papa, etc.

10. Consuma más proteínas vegetales y menos proteína animal (más adelante encontrará la tabla de las proteínas).

PROTEINA VEGETAL: quínoa, amaranto, trigo sarraceno, las semillas de cáñamo, semillas de soja o soya, habas, lenjetas, alubias, garbanzos, cacahuates, avellanas, toda clase de fríjoles, garbanzos, cacahuate, ajonjolí, nueces, almendras, cereales integrales (maíz, trigo, avena, cebada, mijo, centeno) levadura de cerveza seca, hortalizas y frutas (más información en el índice de las enfermedades ver todas las PROTEINAS ALTAS).

PROTEINA DE ORIGEN ANIMAL: Todas las carnes, los huevos y el pescado. Todos los quesos. La leche y todos sus derivados. Crustáceos y mariscos.

11. Agua, consuma mucha agua, poca sal.

12. Haga ejercicio regularmente.

SUGERENCIAS

LAS SIGUIENTES SUGERENCIAS SON SIMPLES SUGERENCIAS, ESTO DEPENDE DE CADA PERSONA Y SUS REGLAS QUE TENGA PARA SU ALIMENTACION, SI USTED LAS QUIERE ADOPTAR, ADELANTE.

Los requerimientos diarios de todos los nutrientes que el cuerpo necesita son siete elementos: proteínas, grasas, carbohidratos, minerales, vitaminas, fibra y agua (ver toda la información en el Índice General)

COMBINAR BIEN LOS ALIMENTOS. Es muy importante para: la buena digestión, su metabolización, asimila bien los nutrientes, desintoxica el cuerpo, aumento de energía y ayuda a perder peso.

LA MALA COMBINACION DE LOS ALIMENTOS. Trae como consecuencia: aumento de grasas en el cuerpo, colesterol, sin ánimo, deprimido, poca energía a causa de la mala digestión (si viéramos el gran esfuerzo que hace nuestro estómago después de comer una comida mal combinada, entenderíamos porque muchas veces nos sentimos tan cansados en lugar de estar con mucha energía). Las partículas de los alimentos sin digerir o parcialmente digeridos pueden producir toxinas, estas toxinas producen un gran esfuerzo en las células, en los tejidos de nuestros cuerpos, en nuestros órganos de eliminación y **son las causantes de dolores de cabeza, gases, acidez de estómago, deficiencias intestinales y sanguíneas, falta de oxígeno y, finalmente, órganos dañados**. Una comida mal combinada puede llegar a tardar 8 horas o más en salir del estómago, cuando lo normal es que lo haga en unas 3 horas o menos, si se ha combinado adecuadamente.

LAS FRUTAS: Se deben comer antes o después de las comidas, la razón es que las frutas son digeridas en el intestino delgado. Si se toman al final de la comida estarán en el estomago demasiado tiempo y si hubiere carne, papas o pan en el estómago, las frutas quedan presas y provocan gases, fermentación e indigestión. Las frutas es mejor consumirlas por la mañana o por la tarde. Lo ideal es consumir las frutas cítricas como primer alimento por las mañanas: el limón, guayaba, piña, ciruela, fresa, toronja, naranja, etc. son ideales ya que limpian el organismo y preparan el estómago para que inicie sus funciones. Espera una media hora y después puedes desayunar. Las frutas dulces se pueden consumir a cualquier hora del día, siempre que sean separadas de las comidas, así que deja pasar un tiempo suficiente, tú elige el tiempo.

CUIDADO CON LA MEZCLA DE FRUTAS: No se recomendable combinar frutas dulces con frutas ácidas, por que se fermentan y pueden ocasionar, gases, agruras, acidez y mala digestión. Lo mejor es consumir de una sola fruta durante el día, consumir de 2 o más pero de su misma clasificación o combinar frutas dulces con neutras, o neutras con ácidas. En este caso entre menos combinaciones hagamos es mejor. (nota: el melón y la sandia, se recomienda comerlos solos)

Existen tres tipos de frutas: **Las frutas dulces** son: mango, melón, sandia, plátano, higo, tuna, pitaya, mamey, guanábana, zapote. **Las frutas neutras** son: papaya, manzana, durazno, jícama, aguacate, pera, y algunos tipos de plátanos. **Las frutas ácidas** son: limón, granada, toronja, naranja, mandarina, piña, fresa, uva, ciruela, guayaba, lima, tamarindo.

ALIMENTOS QUE NO SE DEBEN MEZCLAR

Proteínas con Carbohidratos: Las Proteínas son: carnes, aves, queso, huevos, pescado, soya, leche, yogurt, etc. Los Carbohidratos son: los cereales: arroz, trigo, avena, amaranto, maíz, garbanzo, frijol, lenteja, habas, chicharos, alubias, el camote, la papa, etc. (ver mas información sobre los carbohidratos, buscar en el Indice: Los nutrientes que el cuerpo necesita)

Carbohidratos y ácido: Los ácidos son: Naranjas, limones toronja u otras frutas ácidas o ácidos como el vinagre. Los Carbohidratos son: los cereales: arroz, trigo, avena, amaranto, maíz, garbanzo, frijol, lenteja, habas, chicharos, alubias, el camote, la papa, etc. (consumirlos por separado)

Proteína y ácido: Las Proteínas son: carnes, aves, queso, huevos, pescado, soya, yogurt, leche etc. Los ácidos son: Naranjas, limones, toronja u otras frutas ácidas o ácidos como el vinagre.

Proteína y grasa: Las Proteínas son: carnes, aves, queso, huevos, pescado, soya, yogurt, leche etc. Las grasas son: Las carnes grasosas: el tocino, los bistecs con grasa o las carnes fritas, etc. Cuando no pueda evitar mezclarlas, acompáñelas de abundantes verduras crudas para facilitar su digestión y su paso por los intestinos.

Proteína y azúcar: Las Proteínas son: carnes, aves, queso, huevos, pescado, soya, yogurt, leche etc. Los azucares son: Todos los azúcares sin excepción

Carbohidratos y azúcar (ya indicados arriba): consumirlos por separado.

ALIMENTOS QUE SI SE PUEDEN MEZCLAR

Proteínas con alimentos neutros: Las Proteínas son: carnes, aves, queso, huevos, pescado, soya, yogur, etc. Los Alimentos Neutros son: casi todas las verduras, todas las ensaladas, semillas, frutos secos, hierbas, mantequilla, aceite de oliva. La proteína con las verduras se digieren a la perfección.

Carbohidratos con Alimentos neutros: Los Alimentos Neutros son: casi todas las verduras, todas las ensaladas, semillas, frutos secos, hierbas, mantequilla, aceite de oliva. Los Carbohidratos son: los cereales: arroz, trigo, avena, amaranto, maíz, mijo, quínoa, garbanzo, frijol, lenteja, habas, chicharos, alubias, el camote, la papa, etc. (ver más información sobre los carbohidratos, buscar en el Índice: Los nutrientes que el cuerpo necesita)

AGUA: Procure no tomar líquidos a la hora de la comida. Estos diluyen los jugos gástricos y provocan que la comida tarde mucho más para asimilarse. Una taza de un te es recomendable después de las comidas. Puede tomar agua media hora antes de la comida o una hora después. Evitar los refrescos o bebidas azucaradas, por los mismos motivos que el de las frutas (el azúcar fermenta y pudre los alimentos).

INFORMACIÓN ADICIONAL

Las proteínas de origen animal contienen todos los aminoácidos esenciales, por lo que son de buena calidad, mientras que las proteínas de origen vegetal que poseen los cereales, las legumbres o los frutos secos, son de menor calidad por la falta de algunos aminoácidos esenciales, motivo por el que se les considera incompletas o de bajo valor biológico, pero si se hacen las siguientes combinaciones, se obtienen todos los aminoácidos escenciales: legumbres con cereales integrales, frutos secos con cereales integrales. La soya si contiene todos los aminoácidos, por lo tanto es una proteína completa de alto valor biológico.

COMBINACION DE ALIMENTOS DE ORIGEN VEGETAL PARA OBTENER LAS PROTEINAS DE BUENA CALIDAD.

Legumbres (lentejas, alubias, frijoles, garbanzos, habas, cacahuates) con cereales integrales (trigo, arroz, maíz, avena, cebada, mijo, quínoa, centeno, etc.).

Frutos secos (semillas de calabaza, girasol, ajonjolí, pistaches, nueces, avellanas, almendras, etc.) con cereales integrales (trigo, arroz, maíz, avena, cebada, mijo, quínoa, centeno, etc.)

Ejemplo: alubias con quínoa, frijoles con arroz, garbanzos con piñones, lentejas con arroz, ensalada de arroz con pistachos, garbanzos con arroz y verduras salteadas, o ensalada de soya y sésamo o ajonjolí, y muchos mas que usted puede preparar según su imaginación. Estos ejemplos son solo para obtener proteína vegetal de alta calidad.

Las proteínas que necesita un adulto diariamente es de ½ a 1 proteína por cada kilo que pese y dependiendo de las funciones que tenga. La carencia proteica produce una disminución de la masa muscular, un metabolismo lento, bajo rendimiento físico e intelectual, fatiga, apatía, y deterioro general de todo nuestro organismo. El consumo alto de proteína animal, puede causar serios problemas a nuestra salud (aumento de peso, colesterol alto, cálculos en los riñones, etc.), aumente la proteína vegetal y disminuya la proteína animal. Haga un balance de las proteínas durante el día: (desayuno, comida y cena).

TABLA DE LAS PROTEINAS

Alimento (100g)	Proteínas (en g)	Alimento (100g)	Proteínas (en g)
Soya	35 a 40	Pavo	19
Frijoles	22	Pollo sin hueso	20
Garbanzos	22	Bistec de ternera	19
Mijo	10	Jamon crudo	25
Habas secas	23	Huevo	13
Quinoa	13	Bacalao fresco	17
Fideos Integrales	15	Bacalao seco	75
Levadura de cerveza	35 a 50	Cacahuates	27
Lomo de cerdo	19	Salmón	20
Codorniz	24	Sardina	21
Carne de res	21	Calamares	17
Pato	20	Chicharos	20
Leche	3	Almendras	20
Yogur	4	Nueces	18
Queso curado	23 a 40	Avena	10
Macarrones y fideos	12	semillas de girasol	27

LISTA DE ENFERMEDADES CON SUS ALIMENTOS

NOTA: EN ORDEN ALFABETICO SE ENCUENTRAN LAS ENFERMEDADES, A UN LADO LOS ALIMENTOS QUE SE DEBEN CONSUMIR Y CADA ALIMENTO TIENE SU INFORMACION MAS DETALLADA (ES MUY IMPORTANTE CONSULTAR LAS INFORMACION GENERAL DE LOS ALIMENTOS QUE VAS A CONSUMIR PORQUE HAY ALGUNAS CONTRAINDICACIONES EN ALGUNOS ALIMENTOS) Y LO PUEDES BUSCAR EN EL INDICE GENERAL POR ORDEN ALFABETICO.

ENFERMEDAD   ALIMENTOS

ABSCESOS: papa, centeno, pepino, nopal

ACIDEZ ESTOMACAL (AGRURAS): alcachofa, canela, sábila, tomate rojo, pepino, manzana, papa, avena, platano, bicarbonato

ACIDO URICO: alcachofa, ajo, apio, cebolla, papa, manzana, garbanzo, fresa, alfalfa, germinados de alfalfa, coliflor

ACNE (VER EN ESPINILLAS): Jugo de pasto de trigo, pepino, alfalfa, agua, bicarbonato

AGRESION, (COMPORTAMIENTO ANTI-SOCIAL): dátiles, germen de trigo, verdolaga, soya, avellanas, lechuga, linaza, nueces, almendra, espinacas, brócoli, pepino, chía, semilla de cáñamo, semillas de calabaza, repollo, cereales integrales (pan, arroz, avena,etc.), plátano, papa, cebolla, naranja, chocolate, hojas verdes, zanahoria, calabaza, cereza, garbanzo, tomate rojo, cebada

AFONIA: pepino

ALCOHOLICOS Y FUMADORES: alubias, habas, manzana, bicarbonato (todas las frutas, verduras, legumbres, ensaladas)

ALERGIAS: cebolla, naranja, bee polen o polen, leche de almendras, sábila, jugo de pasto de trigo

ALOPECIA: elote, espárragos

ALTA PRESION: alcachofa, ajo, apio, cebolla, ejotes, habas, limón, semillas de calabaza, chia, arroz integral, pimiento morrón, tomate rojo, coliflor, toronja, garbanzo, alpiste, betabel, habas, linaza, elote, tomate verde, guanábana, jugo de pasto de trigo, crema de cacahuate , fresa, germen de trigo

ALZHEIMER: cereza, blueberry, jugo de pasto de trigo, germen de trigo, semillas de calabaza, verdolaga, soya, avellanas, lechuga, linaza, nueces, almendra, espinacas, brócoli, pepino, chía, semilla de cáñamo, repollo, nueces

AMIGDALAS INFLAMADAS: tomate verde, bicarbonato

ANEMIA: ajonjolí, alcachofa, brócoli, fresa, lechuga, lentejas, amaranto, acelgas, chicharos, toronja, cacahuate, miel, bee polen, guayaba, zanahoria, sábila, betabel, trigo, kiwi, alubias, avellanas, plátano, mijo, fresa, verdolaga, dátiles, germinados de alfalfa, espárragos, quinoa, almendras

ANGINAS (ver las de garganta): sábila, germen de trigo, pepino, bicarbonato

ANTI-BACTERIAL (INFECCIONES, ELIMINA BACTERIAS, ANTIBIOTICO): ajo, espinacas, cebolla, limón, moras, canela, miel, guanábana, guayaba, espinaca, apio, jugo de pasto de trigo, piña, sábila, rábano, berenjena, higos, toronja, uvas, alfalfa, bicarbonato

ANTIARRUGAS (ver las de envejecimiento): uvas, fresa, pepino, higos, melón

ARRITMIAS CARDIACAS: germen de trigo, verdolaga, soya, avellanas, lechuga, linaza, nueces, almendra, espinacas, brócoli, pepino, chía, semillas de cáñamo, semillas de calabaza, repollo

ARTERIAS (LIMPIEZA): betabel, sábila, jugo de pasto de trigo

ARTERIOSCLEROSIS: aguacate) ajo, alpiste, limón, moras, piña, perejil, pera, fresa, germen de trigo, verdolaga, soya, avellanas, lechuga, linaza, nueces, almendra, espinacas, brócoli, pepino, chía, semillas de cáñamo, semillas de calabaza, repollo

ARTICULACIONES: apio, sábila, guanábana, germen de trigo, agua

ARTRITIS O ARTICULACIONES: apio, habas, linaza, semillas de calabaza, camote, papa, espárragos, perejil, naranja, cebada, cereza, jengibre, sábila, guanábana, jugo de pasto de trigo, plátano, fresa, germen de trigo, pepino, verdolaga, piña, alfalfa, melón, apio, sábila, agua

ARTRITIS REUMATOIDE: germen de trigo, verdolaga, soya, avellanas, lechuga, linaza, nueces, almendra, espinacas, brócoli, pepino, chía, semillas de cáñamo, semillas de calabaza, repollo

ATAQUES DEL CORAZON: germen de trigo, verdolaga, soya, avellanas, lechuga, linaza, nueces, almendra, espinacas, brócoli, pepino, chía, semillas de cáñamo, semillas de calabaza, repollo, chocolate negro, cereza

ATEROSCLEROSIS: germen de trigo, verdolaga, soya, avellanas, lechuga, linaza, nueces, almendra, espinacas, brócoli, pepino, chía, semillas de cáñamo, semillas de calabaza, repollo, piña, quínoa

AUTISMO: germen de trigo, verdolaga, soya, avellanas, lechuga, linaza, nueces, almendra, espinacas, brócoli, pepino, chía, semillas de cáñamo, semillas de calabaza

ASMA: cebolla, naranja, guanábana, germen de trigo, verdolaga, soya, avellanas, lechuga, linaza, nueces, almendra, espinacas, brócoli, pepino, chía, semillas de cáñamo, semillas de calabaza, repollo, piña

AXILAS (MAL OLOR): rábano, vinagre de manzana, bicarbonato

BILIS (ver en vesícula): tomate verde, cebada, almendra, rábano

BIPOLAR (DESORDEN): alcachofa, avena, garbanzo, aceituna, chocolate, naranja, café, cebolla, alcachofa, cebada, bee polen, verdolaga, chicharos, guanábana, apio, jugo de pasto de trigo, kiwi, avellanas, plátano, cerezas, soya, avellanas, lechuga, linaza, nueces, almendra, espinacas, brócoli, pepino, chía, semillas de cáñamo, semillas de calabaza, germen de trigo, repollo, cereales integrales (pan, arroz, avena, etc.), papa, naranja, chocolate, hojas verdes, zanahoria, calabaza, garbanzo, tomate rojo, cacahuates, dátiles

BRONQUITIS: cebolla, canela, papas, higos, cebada, jengibre, apio, piña, bicarbonato

BUEN HUMOR, ALEGRES: alcachofa, avena, garbanzo, aceituna, chocolate, naranja, café, cebolla, alcachofa, cebada, bee polen, verdolaga, chicharos, guanábana, apio, jugo de pasto de trigo, kiwi, avellanas, plátano, cerezas, soya, lechuga, linaza, nueces, almendra, espinacas, brócoli, pepino, chía, semillas de cáñamo, semillas de calabaza, germen de trigo, repollo, cereales integrales (pan, arroz, avena, etc.), papa, naranja, chocolate, hojas verdes, zanahoria, calabaza, tomate rojo, cacahuates, dátiles, chicharos

CABELLO: espinacas, cebolla, aguacate, repollo, centeno, germen de trigo

CABELLO (CASPA Y CAIDA): limón, tomate verde, jugo de pasto de trigo, plátano, centeno, carbonato

CALAMBRES: apio, plátano, naranja, cacahuates, guayaba, pasitas, mijo, agua

CALCULOS RENALES: ajonjolí, alcachofa, betabel (ver indicaciones en betabel), linaza, zanahoria, naranja, durazno, sábila, guanábana, verdolaga, rábano, alfalfa, agua, ajo, limón, plátano, sandia, elote, guanábana, rábano, avellanas, tomate rojo, germinados de alfalfa, coliflor, brócoli

CALMANTE Y RELAJANTE: miel, dátiles, alcachofa, avena, garbanzo, aceituna, chocolate, naranja, café, cebolla, alcachofa, cebada, bee polen, verdolaga, chicharos, guanábana, apio, jugo de pasto de trigo, kiwi, avellanas, plátano, cerezas, soya, avellanas, lechuga, linaza, nueces, almendra, espinacas, brócoli, pepino, chía, semillas de cáñamo, semillas de calabaza, germen de trigo, repollo, cereales integrales (pan, arroz, avena, etc.), papa, naranja, chocolate, hojas verdes, zanahoria, calabaza, garbanzo, tomate rojo, cacahuates, canela, ajonjolí

CALVICIE: ajo, tomate verde, limón, jugo de pasto de trigo, mango, alfalfa

CALLOS, PIE DE ATLETA: ajo, sábila, jugo de pasto de trigo

CANAS: Jugo de pasto de trigo

CANCER EN EL COLON: alcachofa, habas, jícama, chicharos, frijol, soya, café, garbanzo guanábana, almendra, cereales integrales, piña, higos, alubias, lentejas, coliflor, cranberry (arándano), fresas, moras, repollo o col, cebolla, ajo, limón, bicarbonato

CANCER DE ESOFAGO: ajo, cebolla

CANCER DE ESTOMAGO: naranja, tomate rojo, cranberry (arándano), fresas, moras, cebolla, ajo

CANCER DE MAMA: alcachofa, melón, linaza, soya, guanábana, germen de trigo, verdolaga, soya, avellanas, lechuga, linaza, nueces, almendra, espinacas, brócoli, pepino, chía, semillas de cáñamo, semillas de calabaza, repollo, piña, coliflor, cranberry (arándano), fresas, moras, cebolla, ajo, jengibre, limón

CANCER DE OVARIO (ver en ovarios): piña

CANCER DE PANCREAS: coliflor, cranberry (arándano), brócoli, col o repollo, limon

CANCER DE PROSTATA: brócoli, calabaza, cebolla, melón, semillas de calabaza, linaza, tomate rojo, naranja, toronja, soya, bee polen, sábila, guanábana, germen de trigo, verdolaga, soya, avellanas, lechuga, linaza, nueces, almendra, espinacas, pepino, chía, semillas de cáñamo, semillas de calabaza, repollo, coliflor, cranberry (arándano), fresas, moras, limón

CANCER DE PIEL: germen de trigo, verdolaga, soya, avellanas, lechuga, linaza, nueces, almendra, espinacas, brócoli, pepino, chía, semillas de cáñamo, semillas de calabaza, repollo, piña

CANCER DE PULMON: melón, tomate rojo, guanábana, espinacas, piña, brócoli, limón

CANCER (EN GRAL): alcachofa, berenjena, brócoli, sandia, pimiento morrón, tomate, camote, acelgas, perejil, manzana, naranja, limón, toronja, piña, pasitas, cacahuate, almendra, guanábana, jugo de pasto de trigo, kiwi, avellanas, uvas, centeno, germen de trigo, pepino, nueces, lentejas, coliflor, higos, chile, limón, bicarbonato, fresa

CANCER DE TESTICULO: coliflor, brócoli, col o repollo

CANCER DE VEJIGA: coliflor, brócoli, col o repollo

CANDIDA: jugo de pasto de trigo

CANSANCIO MENTAL Y FISICO: miel, dátiles, germinados, ajonjoli, pepino, ciruela pasa

CARIES, DOLOR DE MUELAS: café, sábila, jugo de pasto de trigo, alfalfa

CATARRO: limón, apio, camote, toronja, calabaza (elimina la mucosa), moras, jugo de pasto de trigo

CELULITIS: alpiste, pepino

CEREBRO (MEJOR FUNCIONAMIENTO) ajo, habas, semillas de girasol, nuez, café, guayaba, trigo, germen de trigo, alubias, pasas, cacahuates, pepino, espinacas, dátiles, semillas de cáñamo, agua, quinoa

CICATRIZACIONES: sábila, miel

CIRCULACION (mala): alcachofa, berenjena, apio, semillas de girasol, chicharos, naranja, pasitas, nuez, chayote, jugo de pasto de trigo

CIRROSIS: avellanas

COLESTEROL (REGULA): ajonjolí, alcachofa, ajo, alpiste, apio, linaza, berenjena, semillas de calabaza, quínoa, camote, coco, chicharos, manzana, naranja, toronja, cacahuate, nuez, frijol, soya, garbanzo, elote, pera, sábila, aceite de oliva, cebada, cereza, leche de soya, leche de almendras, blueberry, germen de trigo, mango, kiwi, alubias, avellanas, plátanos, fresa, dátiles, higos, alfalfa, germinados de alfalfa, almendras

COLICOS MENSTRUALES: betabel, perejil, leche de soya, sábila, plátano, centeno, germinados de soya

COLITIS (COLON): ajo, linaza, cebolla, habas, jícama, lentejas, plátano, aguacate, leche de almendras, sábila, jugo de pasto de trigo, apio, agua

COMEZON, PICAZON DE JOCKEY: sábila, brócoli, jugo de pasto de trigo, bicarbonato (comenzón)

CONGESTION NASAL: Jugo de pasto de trigo, bicarbonato

CONVALECIENTES: brócoli, uva, trigo, jugo de pasto de trigo, germinados, cebada

CORAZON: apio, aguacate, ajo, berenjena, calabaza, cebolla, linaza, lentejas, limón, melón, semillas de girasol, coliflor, espárragos, almendra, frijol, chocolate, trigo, jugo de pasto de trigo, tomate rojo, kiwi, avellanas, centeno, cereales integrales, cacahuates, germen de trigo, agua

CRECIMIENTO: fresa, chicharos, centeno, cereales integrales, tomate rojo

DEBILIDAD GRAL: ajonjolí, lechuga, uva, cebada, guayaba, trigo, jugo de pasto de trigo, verdolaga, almendras

DEMENCIA Y PROBLEMAS MENTALES: germen de trigo, verdolaga, soya, avellanas, lechuga, linaza, nueces, almendra, espinacas, brócoli, pepino, chía, semillas de cáñamo, semillas de calabaza, repollo, cereales integrales (pan, arroz, avena, etc.), plátano, papa, cebolla, naranja, chocolate, hojas verdes, zanahoria, calabaza, cereza, garbanzo, tomate rojo, cebada, dátiles

DEPORTISTAS O EJERCICIO: avena, bee polen, semillas de girasol, plátano, germen de trigo, dátiles, pasitas, cebada, garbanzo, higos, agua, pepino

DEPRESION, ANSIEDAD, TRISTEZA, ESTRÉS: dátiles, alcachofa, avena, garbanzo, aceituna, chocolate, naranja, café, cebolla, alcachofa, cebada, bee polen, verdolaga, chicharos, guanábana, apio, jugo de pasto de trigo, kiwi, avellanas, plátano, cerezas, soya, avellanas, lechuga, linaza, nueces, almendra, espinacas, brócoli, pepino, chía, semillas de cáñamo, semillas de calabaza, germen de trigo, repollo, cereales integrales (pan, arroz, avena, etc.), papa, naranja, chocolate, hojas verdes, zanahoria, calabaza, garbanzo, tomate rojo, cacahuates, ajonjolí, alubias

DEPRESION POSPARTO: dátiles, alcachofa, avena, garbanzo, aceituna, chocolate, naranja, café, cebolla, cebada, bee polen, verdolaga, chicharos, guanábana, apio, jugo de pasto de trigo, kiwi, avellanas, plátano, cerezas, soya, avellanas, lechuga, linaza, nueces, almendra, espinacas, brócoli, pepino, chía, semillas de cáñamo, semillas de calabaza, germen de trigo, repollo, cereales integrales (pan, arroz, avena, etc.), papa, naranja, hojas verdes, zanahoria, calabaza, tomate rojo, cacahuates

DERRAMES: chocolate negro

DESINTOXICAR: tomate rojo, calabaza, toronja, pera, limón, alfalfa, brócoli, pepino, melón

DESORDEN DE DEFICIT DE ATENCION (ADD Y ADHD): germen de trigo, verdolaga, soya, avellanas, lechuga, linaza, nueces, almendra, espinacas, brócoli, pepino, chía, semillas de cáñamo, semillas de calabaza, repollo, cereales integrales (pan, arroz, avena, etc.), plátano, papa, cebolla, naranja, chocolate, hojas verdes, zanahoria, calabaza, cereza, garbanzo, tomate rojo, cebada, dátiles

DIABETES: alcachofa, alpiste, aguacate, calabaza, lentejas, limón, melón, semillas de calabaza, linaza, avena, camote, papa, coco, chícharo, manzana, toronja, cacahuates, almendra, frijol, soya, garbanzo, elote, tomate verde, cebada, cereza, nopal, chayote, sábila, guanábana, germen de trigo, alubias, cereales integrales, cacahuates, fresa, pepino, nueces, higos, alfalfa, chicharos

DIARREA: moras, plátano, arroz integral, cebada, bee polen, leche de soya, leche de almendras, jugo de pasto de trigo, rábano, plátano

DIENTES: rábanos, habas, sábila

DIENTES MANCHADOS: bicarbonato

DIGESTION: alcachofa, moras, rábanos, zanahoria, canela, leche de almendras, ejotes, guanábana, alubias

DISPEPSIAS: alubias, pepino

DOLOR EN GENERAL: centeno, cereales integrales

DOLOR DE ABDOMEN: leche de soya, papa

DOLOR DE CABEZA: apio, betabel, limón, almendra, café, papa, sábila, pepino, espinaca, coliflor

DOLOR DE COLUMNA: limón, papa

DOLOR DE DEDOS: canela, papa

DOLOR DE ESTOMAGO: pepino, guayaba

DOLOR E INFLAMACION DE GOLPES: miel,

DOLOR E INFLAMACION DE OIDO: ajo, tomate verde, sábila, jugo de pasto de trigo

DOLOR EN HOMBROS Y ESPALDA: cebada

DOLORES MUSCULARES Y PIERNAS: limón, papa, sábila, vinagre de manzana, jugo de pasto de trigo

DORMIR: alcachofa, avena, berenjena, cebolla, lechuga, manzana, naranja, garbanzo, sábila, uva, rábano, cereales integrales, arroz integral, plátanos, dátiles, higos secos, avellanas, almendras, nueces, papa, miel, centeno, kiwi, cerezas, cebada, trigo, tomate rojo, semillas de calabaza, coliflor, espinacas, germen de trigo, cereza, cacahuates, coliflor, canela

EMBARAZADAS: brócoli, cebada, ajonjolí, aguacate, almendras, cacahuates, habas, mango, semillas de girasol, kiwi, uva, avellanas, germen de trigo, higos, agua, alubias

ENCIAS INFLAMADAS: guayaba, jugo de pasto de trigo, naranja, bicarbonato

ENERGIA (AUMENTA): ajo, avena, espinacas, uvas, habas, tomate, pasitas, chicharos, jengibre, alfalfa tomate rojo, plátano, cereales integrales, centeno, dátiles, piña, agua, nuez, café, garbanzo, miel, aceituna, bee polen, trigo, jugo de pasto de trigo, germen de trigo, piña, cebada, germinados de todo tipo (alfalfa, trigo, lentejas, garbanzos, etc.), mijo, ciruela pasa

ENFERMEDADES RENALES (ver también en riñones): ajonjolí, alcachofa, betabel (ver indicaciones en betabel), linaza zanahoria, naranja, durazno, sábila, guanábana, verdolaga, rábano, alfalfa, agua, ajo, limón, plátano, sandia, elote, guanábana, rábano, avellanas, tomate rojo, germinados de alfalfa

ENVEJECIMIENTO (LO RETRAZA) aguacate, alpiste, brócoli, chile, fresa, jícama, chía, pimiento morrón, almendra, aceituna, aceite de oliva, cebada, blueberry, jengibre, germen de trigo, jugo de pasto de trigo, pasitas, mango, uvas, fresa, pepino, verdolaga, soya, avellanas, lechuga, linaza, nueces, espinacas, pepino, semillas de cáñamo, semillas de calabaza, repollo, zanahoria, higos, germinados, manzana

ERUPCIONES CUTANEAS (ver los de piel): pepino, brócoli, bicarbonato

ESGUINSES, GOLPES Y LUXASIONES: sábila

ESPINILLAS, ACNE: fresa, linaza, pepino, acelgas, jugo de pasto de trigo, bicarbonato

ESTREÑIMIENTO: alcachofa, apio, brócoli, calabaza , mango, moras, papaya, plátano, sandia (semillas), uvas, pimiento morrón, tomate rojo, coco, ciruela pasa, higos, acelgas, chicharos, espárragos, manzana, naranja, cacahuate, pasitas, almendras, garbanzo, cebada, bee polen, guayaba, nopal, verdolaga, trigo, germen de trigo, alubias, kiwi, uvas, plátano, centeno, fresa, pepino, semillas de cáñamo, piña, higos, agua, germinados de alfalfa

ESTRÉS: dátiles, alcachofa, avena, garbanzo, aceituna, chocolate, naranja, café, cebolla, alcachofa, cebada, bee polen, verdolaga, chicharos, guanábana, apio, jugo de pasto de trigo, kiwi, avellanas, plátano, cerezas, soya, avellanas, lechuga, linaza, nueces, almendra, espinacas, brócoli, pepino, chía, semillas de cáñamo, semillas de calabaza, germen de trigo, repollo, cereales integrales (pan, arroz, avena, etc.), papa, naranja, chocolate, hojas verdes, zanahoria, calabaza, garbanzo, tomate rojo, higos, ajonjolí, alubias, coliflor, cacahuates

FALTA DE APETITO: limón

FERTILIDAD: espinacas, semillas de girasol, guanábana

FERTILIDAD HOMBRE: ajonjolí

FIEBRE: limón, piña, tomate verde, cebada, jengibre, salvado de trigo, tomate rojo, rábano, pasitas, manzana, pepino

FLACIDEZ (cara, cuello, párpados): vinagre de manzana

FLEMAS: ajo, moras, brócoli, calabaza, chile, canela, apio, jengibre, rábano, semillas de calabaza, bicarbonato, jugo de pasto de trigo

GARGANTA (inflamación, dolor): apio, cebolla, piña, chile cayena, naranja, miel, tomate verde, cebada, sábila, apio, jugo de pasto de trigo, pepino, rábano, bicarbonato

GASES: alcachofa, zanahoria, cebada

GASTRITIS: ajo, avena, jícama, arroz integral, higos, leche de almendras, sábila, higos, agua

GOTA: apio, tomate, papa, manzana, cebada, cereza, sábila, uvas, plátano, fresa, germen de trigo, pepino, verdolaga, soya, avellanas, lechuga, linaza, nueces, almendra, espinacas, brócoli, pepino, chía, semillas de cáñamo, semillas de calabaza, piña, alfalfa, mijo, melón, brócoli

GRANOS: jugo de pasto de trigo

GRIPE, RESFRIADOS, ANGINAS: ajo, cebolla, limón, canela, camote, naranja, almendras, toronja, guayaba, jengibre, sábila, guanábana, apio, miel, germen de trigo, verdolaga, soya, avellanas, lechuga, linaza, nueces, almendra, espinacas, brócoli, pepino, chía, semillas de cáñamo, semillas de calabaza, repollo, piña, alfalfa, bicarbonato, jugo de pasto de trigo

HAMBRE (LO REDUCEN), PRODUCEN SACIEDAD Y BAJAN DE PESO: manzana, limón, ajo, canela, toronja, semillas de cáñamo, verdolagas, nuez, semillas de calabaza, de linaza, de girasol, ajonjolí, germen de trigo, alcachofa, rábanos, quínoa, pimiento morrón, champiñones, acelgas, chicharos, cacahuate, pan integral, pera, aceituna, almendras, pepino, avena, chile cayena, alfalfa, cereales integrales, centeno, lentejas, garbanzos, habas, todos los vegetales verdes, agua, berenjena

HEMORRAGIAS: brócoli, limón

HEMORROIDES: naranja, sábila, centeno, pepino

HEPATITIS: apio, alcachofa, sábila, fresa

HERIDAS (CICATRIZA INT-EXT): cebolla, limón, papaya, naranja, sábila, elote, miel, nopal, higos

HERIDAS BUCALES: higos, bicarbonato

HERPEZ: sábila

HIGADO: ajonjolí, alcachofa, betabel, sandia, linaza, limón, toronja, sábila, guanábana, salvado de trigo, jugo de pasto de trigo, verdolaga, germen de trigo, verdolaga, soya, avellanas, lechuga, nueces, almendra, espinacas, brócoli, pepino, chía, semillas de cáñamo, semillas de calabaza, alfalfa

HINCHAZONES O INFLAMACIONES: canela, miel, germen de trigo, verdolaga, soya, avellanas, lechuga, linaza, nueces, almendra, espinacas, brócoli, pepino, chía, semillas de cáñamo, semillas de calabaza, repollo, piña, higos, elote, papa

HIPERTENSION (ALTA PRESION): alcachofa, ajo, apio, cebolla, ejotes, habas, limón, semillas de calabaza, chía, arroz integral, pimiento morrón, tomate rojo, coliflor, toronja, garbanzo, alpiste, guanábana, jugo de pasto de trigo, kiwi, uvas, centeno, crema de cacahuate, fresa, germen de trigo, verdolaga, soya, avellanas, lechuga, linaza, nueces, almendra, espinacas, brócoli, pepino, chía, semillas de cáñamo, semillas de calabaza, repollo

HONGOS EN LAS UÑAS (MANOS Y PIES): vinagre de manzana, platano, bicarbonato

HORMONAS (desarreglos): leche de soya, cebada

HUESOS: avena, rábanos, espinacas, habas, pimiento morrón

INDIGESTION: limón

INFARTO O ATAQUE AL CORAZON: sábila, germen de trigo, verdolaga, soya, avellanas, lechuga, linaza, nueces, almendra, espinacas, brócoli, pepino, chía, semilla de cáñamo, semillas de calabaza, repollo, chocolate

INFECCIONES, ELIMINA BACTERIAS, ANTIBIOTICO: ajo, espinacas, cebolla, limón, moras, canela, miel, guanábana, guayaba, apio, jugo de pasto de trigo, piña, sábila, rábano, berenjena, higos, toronja, uvas, alfalfa, bicarbonato, cebada

INFECCIONES ESTOMACALES: salvado de trigo

INFECCIONES INTESTINALES: salvado de trigo

INFECCION EN LARINGE Y FARINGE: rábano

INFECCION VAGINAL: canela, sábila, jugo de pasto de trigo

INFECCIONES URINARIAS: cebolla, cranberry, toronja, elote, cebada, blueberry, chayote, verdolaga, alfalfa, calabaza, manzana

INFERTILIDAD MASCULINA: ajonjolí

INFLAMACIONES GRAL. (Ver en hinchazones): alpiste, linaza, piña, ajo, cebolla, arroz integral, elote, sábila, papa, miel, sábila, naranja, germen de trigo

INFLAMACION DE ESTOMAGO: tomate verde, sábila, manzana

INFLAMACION DEL INTESTINO: vinagre de manzana

IMPOTENCIA MASCULINA: ajonjolí

INSOMNIO: : alcachofa, avena, berenjena, cebolla, lechuga, manzana, naranja, garbanzo, sábila, uva, rábano, cereales integrales, arroz integral, plátanos, dátiles, higos secos, avellanas, almendras, nueces, papa, miel, centeno, kiwi, cerezas, cebada, trigo, tomate rojo, semillas de calabaza, coliflor, espinacas, germen de trigo, cereza, cacahuates, semillas de cáñamo, ajonjolí, canela

INTESTINO (ver en colon): apio, avena, chicharos, agua

INTELIGENCIA: ajo, habas, semillas de girasol, nuez, café, guayaba, trigo, germen de trigo, alubias, pasas, cacahuates, pepino, espinacas, dátiles, semillas de cáñamo, agua, verdolaga, soya, avellanas, lechuga, linaza, nueces, almendra, brócoli, chía, semillas de calabaza, repollo, ajonjolí aceituna, blueberry, mijo, crema de cacahuate, centeno, cereales integrales, plátanos

INTOXICACION DEL CUERPO: calabaza, toronja, pera, limón, tomate, bicarbonato

LEUCEMIA: plátano, cranberry (arándano), naranja, piña, limón, toronja (frutas y verduras)

LOMBRICES: ajo, limón, semillas de calabaza, papaya, verdolaga, guanábana, piña, calabaza

LUPUS: germen de trigo, verdolaga, soya, avellanas, lechuga, linaza, nueces, almendra, espinacas, brócoli, pepino, chía, semillas de cáñamo, semillas de calabaza, repollo

LLAGAS EN LA BOCA: fresa, higos, bicarbonato, canela

MAL ALIENTO Y ULCERA DE BOCA: canela, sábila, jugo de pasto de trigo, alfalfa, bicarbonato

MALA CONCENTRACION (ver los de la memoria y cerebro): germen de trigo, verdolaga, soya, avellanas, lechuga, linaza, nueces, almendra, espinacas, brócoli, pepino, chía, semillas de cáñamo, semillas de calabaza, repollo, ajonjolí

MANCHAS Y SUAVIDAD DE LA PIEL (ver otros en piel): pepino, linaza, bicarbonato

MAREOS: naranja

MEMORIA O MENTE ACTIVA: aceituna, blueberry, ajo, habas, semillas de girasol, nuez, café, guayaba, trigo, germen de trigo, alubias, mijo, pasas, crema de cacahuate, verdolaga, soya, avellanas, lechuga, linaza, nueces, almendra, espinacas, brócoli, pepino, chía, semillas de cáñamo, semillas de calabaza, repollo, ajonjolí

MENOPAUSIA: betabel, brócoli, leche de soya, ajonjolí, kiwi, fresa, semillas de cáñamo, nueces, alfalfa

MENSTRUACION Y COLICO: perejil, betabel, guanábana, higos, germinados de alfalfa, canela, alcachofa, sábila

METABOLISMO: limón, germen de trigo, repollo, verdolaga, soya, avellanas, lechuga, linaza, nueces, almendra, espinacas, brócoli, pepino, chía, semillas de cáñamo, semillas de calabaza, germinados de alfalfa, semillas de girasol, chile cayena

MIGRAÑA: sábila, alcachofa, avena, garbanzo, aceituna, chocolate, naranja, café, cebolla, alcachofa, cebada, bee polen, verdolaga, chicharos, guanábana, apio, jugo de pasto de trigo, kiwi, avellanas, plátano, cerezas, soya, avellanas, lechuga, linaza, nueces, almendra, espinacas, brócoli, pepino, chía, semillas de cáñamo, semillas de calabaza, germen de trigo, repollo, cereales integrales (pan, arroz, avena, etc.), papa, naranja, chocolate, hojas verdes, zanahoria, calabaza, garbanzo, tomate rojo, dátiles, cacahuates

MORDEDURAS DE PERROS, VIBORAS, ARAÑAS: limón, sábila, ajo

NAUSEAS (ver en vomito): jengibre, platano

NECROSIS: pepino

NERVIOSISMO: alcachofa, apio, betabel, cebolla, limón, moras, nuez, rábanos, avena, chicharos, espárragos, naranja, cebada, bee polen, guanábana, trigo, mango, alubias, mijo, pepino, espinacas, alcachofa, garbanzo, aceituna, chocolate, naranja, café, verdolaga, chicharos, jugo de pasto de trigo, kiwi, avellanas, plátano, cerezas, soya, avellanas, lechuga, linaza, nueces, almendra, brócoli, pepino, chía, semillas de cáñamo, semillas de calabaza, germen de trigo, repollo, cereales integrales (pan, arroz, avena, etc.), papa, naranja, chocolate, hojas verdes, zanahoria, calabaza, tomate rojo, dátiles, melón

NEUMONIA: sábila

OIDOS (inflamación y dolor): ajo, sábila, tomate verde, jugo de pasto de trigo, vinagre de manzana

OJOS (HINCHAZÓN Y CANSANCIO): pepino, ajo, sábila…Ver también en visión.

OLIGURIA (escasa producción de orina): coliflor

OSTEOPOROSIS: alcachofa, semillas de girasol, amaranto, chicharos, cacahuate, nuez, almendra, leche de soya, sábila, avellanas, germen de trigo, verdolaga, soya, lechuga, linaza, espinacas, brócoli, pepino, chía, semillas de cáñamo, semillas de calabaza, piña

OVARIOS: naranja

PANCREAS: ajonjolí, calabaza, linaza, cacahuate, sábila, guanábana, jugo de pasto de trigo

PARKINSON: café, sábila, nueces

PERDER PESO Y OBESIDAD: agua, alcachofa, alpiste, apio, berenjena, brócoli, ajo, cebolla, ejotes, habas, lechuga, linaza, pepino, chía, quínoa, avena, chile cayena, pimiento morrón, repollo, champiñones, acelgas, chicharos, coliflor, espárragos, manzana, toronja, cacahuate, acelgas, pera, sábila, aceituna, cebada, chayote, nopal, jengibre, guanábana, jugo de pasto de trigo, kiwi, alubias, fresa, verdolaga, alfalfa, almendras, canela, semillas de cáñamo, ajonjolí, alubias, limón

PICADURAS DE INSECTOS: plátano, miel, sabila, bicarbonato

PIEL (SORIASIS, DERMATITIS): agua, aguacate, apio, brócoli, espinaca, fresa, linaza, moras, papaya, pepino, sandia, limón, zanahoria, habas, semillas de girasol, cebolla, repollo, tomate, higo, algas, acelgas, sábila, guanábana, jugo de pasto de trigo, mango, uvas, plátano, germen de trigo, pepino, verdolaga, soya, avellanas, lechuga, linaza, nueces, almendra, espinacas, brócoli, pepino, chía, semillas de cáñamo, semillas de calabaza, repollo, germinados de alfalfa, calabaza, melón, bicarbonato

PIE DE ATLETA: Jugo de pasto de trigo

PIES CANSADOS O HINCHADOS: limón, sábila

PROSTATA: brócoli, calabaza, cebolla, melón, semillas de calabaza, linaza, tomate rojo, naranja, toronja, soya, bee polen, sábila, guanábana

PROTEINAS ALTAS (ALTA NUTRICION): quínoa, chía, habas, ejotes, ajonjolí, lentejas, alpiste, semillas de girasol, de cáñamo, amaranto, cacahuate, nuez, almendra, soya, garbanzo, bee polen, germen de trigo, jugo de pasto de trigo, chicharos, alubias, frijol, arroz integral, avena, alfalfa, germinados de alfalfa, y todos los germinados, centeno, salvado de trigo, cebada, mijo, etc.

PULMONIA: ajo, cebada

PULMONES: ajonjolí, papa, calabaza (elimina la mucosa), jugo de pasto de trigo

QUEMADURAS: berenjena, sábila, papa, jugo de pasto de trigo, verdolaga, rábano, miel, centeno, calabaza

QUEMADURAS DEL SOL: germen de trigo, verdolaga, soya, avellanas, lechuga, linaza, nueces, almendra, espinacas, brócoli, pepino, chía, semillas de cáñamo, semillas de calabaza, repollo, bicarbonato

QUISTES (ver Tumores): limon, bicarbonato

REUMAS: ajo, apio, berenjena, cebolla, chile, habas, semillas de calabaza, papa, higo, perejil, elote, plátano, higos

RIÑONES: (PIEDRAS): ajonjolí, alcachofa, betabel (ver indicaciones en betabel), linaza, zanahoria, naranja, durazno, sábila, guanábana, verdolaga, rábano, alfalfa, agua, ajo, limón, plátano, sandia, elote, guanábana, rábano, avellanas, tomate rojo, germinados de alfalfa

SANGRE (FORTALECE): betabel, moras, sábila, tomate rojo, uvas, rábano, dátiles, alfalfa

SARAMPION: sábila

SENUSITIS: jugo de pasto de trigo, piña

SIDA: (ayuda) sábila

SIFILIS: sábila

SINDROME DEL OJO SECO: germen de trigo, verdolaga, soya, avellanas, lechuga, linaza, nueces, almendra, espinacas, brócoli, pepino, chía, semillas de cáñamo, semillas de calabaza, repollo

SISTEMA INMUNOLOGICO: espinaca, calabaza, aguacate, betabel, chía, pimiento morrón, tomate rojo, repollo, camote, acelgas, manzana, naranja, bee polen, sábila, jugo de pasto de trigo, mango, kiwi, crema de cacahuate, germen de trigo, verdolaga, semillas de cáñamo, higos, alfalfa, germinados, centeno

SORIASIS: aguacate, apio, brócoli, espinaca, fresa, linaza, moras, papaya, pepino, sandia, limón, zanahoria, habas, semillas de girasol, cebolla, repollo, tomate, higo, algas, acelgas, sábila, guanábana, jugo de pasto de trigo, germen de trigo, verdolaga, soya, avellanas, lechuga, linaza, nueces, almendra, espinacas, brócoli, pepino, chía, semillas de cáñamo, semillas de calabaza, repollo

SUEÑO (DORMIR BIEN): alcachofa, avena, berenjena, cebolla, lechuga, manzana, naranja, garbanzo, sábila, uva, rábano, cereales integrales, arroz integral, plátanos, dátiles, higos secos, avellanas, almendras, nueces, papa, miel, centeno, kiwi, cerezas, cebada, trigo, tomate rojo, semillas de calabaza, coliflor, espinacas, germen de trigo, cereza, cacahuates, canela

TIROIDES (REGULA METABOLISMO): espinacas, jengibre, jugo de pasto de trigo

TOS (C/FLEMA): ajo, cebolla, limón, canela, higos, toronja, tomate verde, jengibre, rábano, higos, bicarbonato

TOXOPLASMOSIS: pepino

TRIGLICERIDOS: pera, sábila, aceite de oliva, leche de almendras, alubias, germen de trigo, verdolaga, soya, avellanas, lechuga, linaza, nueces, almendra, espinacas, brócoli, pepino, chía, semillas de cáñamo, semillas de calabaza, repollo, alfalfa, germinados de alfalfa

TUMORES: plátano, papa, sábila, guanábana, uvas, alfalfa, manzana, cranberry (arándano), ajo, cebolla, jengibre, higos, limon, bicarbonato

TUMOR DE PULMON: chocolate negro

ULCERAS: sábila, guanábana, jugo de pasto de trigo, rábano, plátano, verdolaga, alfalfa, canela, agua

ULCERAS DUODENO: jícama, sábila, agua

ULCERAS ESTOMACALES: alpiste, plátano, avena, papa, sábila, agua

ULCERAS GASTRICAS: papaya, papa, miel, agua

ULCERAS OCULARES: sábila

URETRA: nopal

VAGINA (INFECCION): sábila

VARICES: sábila

VEJIGA (INFLAMACION): alpiste, café, verdolaga, nopal, pepino

VERRUGAS: higos, ajos, sábila, plátano

VESICULA (PIEDRAS Y DOLOR): apio, alcachofa (betabel- zanahoria) limón, sandia, durazno, rábano, cebada, almendra

VISION: aguacate, uvas, ajo, calabaza, espinaca, mora, pepino, zanahoria, pim. morrón, repollo, camote, papas, tomate verde, blueberry, sábila (cataratas), mango, uvas, kiwi, crema de cacahuate, tomate rojo, germen de trigo, verdolaga, soya, avellanas, lechuga, linaza, nueces, almendra, brócoli, pepino, chía, semilla de cáñamo, semillas de calabaza, piña, pasitas

VOMITOS: elote, leche de almendras, jengibre, naranja, canela, platano

LOS NUTRIENTES QUE EL CUERPO NECESITA SON 7: (vitaminas, minerales, proteinas, carbohidratos, fibra, grasas y agua)

LAS VITAMINAS

Las vitaminas son sustancias complementarias que ayudan al buen funcionamiento del cuerpo a controlar el metabolismo. Las vitaminas fueron establecidas en 1912 por el científico Casimiro Funk y clasifico a las vitaminas en dos grupos:

1.- Vitaminas Liposolubles: son aquellas que se disuelven en grasas y son: "A", "D", "E" y "K".

2.- Vitaminas Hidrosolubles: son aquellas que se disuelven en agua y son: "C", "B", "B2", "B6", "B12", y "Pp".

VITAMINA "A" (retinol) Es muy importante para la visión y como ejemplo de su importancia diremos que el pigmento de la retina más sensible a la intensidad de la luz llamado rodopsina, está formado por vitamina A y una proteína.

- Actúa en el mantenimiento de la piel y otros tejidos como cabello, mucosas, huesos y colabora en el buen funcionamiento del sistema inmunológico. Aumenta la inmunidad, protege de las radiaciones, preventivo en enfermedades crónicas, previene las infecciones en las mucosas y ayuda a la cicatrización de heridas.

- Es un buen aliado anticancerígeno.

- Es esencial para un crecimiento armonioso del cuerpo.

- Tiene un efecto antienvejecimiento sobre la piel: mantiene la hidratación, la elasticidad y ayuda a eliminar las manchas seniles.

- Evita la ceguera nocturna, la xeroftalmia (desecación de la cornea del ojo con perdida de la visión) y previene el glaucoma (tensión ocular) el colesterol y la arteriosclerosis.

- Aumenta la fertilidad masculina y femenina ya que interviene en la formación de los esteroides, base de las hormonas sexuales y suprarrenales, y en particular en la síntesis de la progesterona.

- Es indispensable en el buen mantenimiento de cartílagos, huesos y dientes.

Síntomas carenciales de vitamina A o Retinol: Piel y cabellos secos y con caídas. Uñas desconchadas, deslustradas y secas. Vista borrosa. Ulceras corneas. Cegueras nocturnas - xeroftalmia. Inflamación de las membranas y pérdida de elasticidad de las mucosas. Hiperplasia ósea. Perdida rápida de la vitamina C. Retraso en el crecimiento e infecciones repetitivas.

La vitamina A se encuentra (en mg. por cada 100 g.)

- **Cereales:** germen de trigo (530), maíz (300), trigo (240), harina integral (160), y en menor cantidad la harina blanca. (50)

- **Frutas:** orejones (4600), albaricoques (3000), caqui (800), melón (800 - 3000), melocotón (800), ciruela seca (350) y la mandarina. (200)

- **Frutos secos:** cacahuete (330), pistacho (240), almendra (80) y sésamo (20)

- **Verduras:** diente de león (13000), zanahoria (2000 - 12000), perejil (800), acelga (6000), espinaca (8000), endibia, calabaza (5000), pimientos (700) y tomate. (450)

- **Legumbres:** soja (350) y alubias. (230)

- **Aceites:** soja (2000), oliva (400) y girasol (20)

- **Varios:** yema de huevo (350 - 500), alfalfa germinada (40000) y alga nori. (12000)

- **Carnes:** hígado (cordero 50000 ternera 22000), bistec (90) y pollo (40)

•   **Pescados:** aceite de hígado de bacalao (85000), anguila (3000), mariscos (100 - 300) y sardinas (70)

VITAMINA "A" SE ENCUENTRA EN: espinaca papaya mango lechuga piña zanahoria moras lentejas chile fresas ajonjolí semillas de calabaza cayena tomate camote champiñones perejil toronja cacahuate aceite de oliva bee polen cereza leche de almendras guayaba almendras aguacate avellana cereza higos manzana melón naranja nuez pera uvas, etc.

VITAMINA "B2" o RIBOFLAVINA: Impide la dermatitis, las boqueras, y rompimiento de los vasos sanguíneos en los ojos. La vitamina B2 o Riboflavina se relaciona con la producción de anticuerpos y de glóbulos rojos, Vitamina "B".- evita el beriberi, impide la parálisis y la fatiga, la inflamación de los nervios. Interviene en procesos de obtención de energía y en el mantenimiento del tejido epitelial de las mucosas.

La vitamina B2 que se encuentra en estos alimentos se absorbe en la parte alta del aparato digestivo, un gran porcentaje en el estómago gracias a un factor llamado intrínseco. Cuando la dieta es restrictiva se puede producir carencia de dicha vitamina y como consecuencia, enfermedades en el sistema nervioso, trastorno en la visión, dermatitis, anemia, etc.

Para evitar alguna de estas situaciones es importante llevar adelante una dieta equilibrada y proporcional en hidratos, proteínas y grasas.

Alimentos ricos en vitamina B2 o riboflavina por cada 100 grs de alimento: Visceras: 3170 ug. Levadura de cerveza: 2070 ug. Germen de trigo: 810 ug. Almendras: 700 ug. Coco: 600 ug. Quesos grasos: 550 ug. Champiñones_ 440 ug. Mijo: 380 ug. Quesos curados o semicurados: 370 ug. Salvado: 360 ug. Huevo: 310 ug. Lentejas: 260 ug.

LA VITAMINA B3: La Vitamina B3 es necesaria para que las células tengan suficiente energía y puedan realizar sus procesos específicos. Se encargan de la restauración de ADN y mejora del sistema digestivo. Interviene en la respiración celular y aumenta la circulación sanguínea. Permite la síntesis de hormonas sexuales y producción de neurotransmisores. Colabora en el funcionamiento sano y completo del sistema nervioso. Ayuda en la lucha contra el colesterol y mejorar el funcionamiento hepático.

La deficiencia de niacina afecta a todas las células del cuerpo.

Aparato digestivo: Trastornos digestivos. Diarreas. Náuseas. Vómitos.

Estomatología: Alteraciones en la mucosa bucal. Úlceras bucales. Trastornos en encías o lengua, etc

Dermatología: Dermatitis, psoriasis, eccemas, erupciones cutáneas, pelagra (piel rugosa), etc. Sistema Nervioso/Neurología: Ansiedad, demencia, depresión, desequilibrios psíquicos, insomnio, etc.

Estos son algunos de los alimentos más ricos en la Niacina: Orígen animal: Carnes magras. Hígado. Corazón. Riñón. Carnes blancas. Pollo. Atún. Salmón. Huevos. Leche. Orígen vegetal: Germen de trigo. Levadura de cerveza. Higos. Aguacate. Vegetales de hoja. Brócoli. Tomates. Zanahoria. Patata. Espárragos. Setas. Plátano. Otros: Arroz. Pan integral. Dátiles. Melocotones. Almendras. Mantequilla de cacahuete. Café torrefacto. Ciruelas pasas. Nueces. Grano. Productos integrales. Legumbre.

VITAMINA "B6" Esta vitamina hidrosoluble es también conocida como PIRIDOXINA, y desarrolla una función vital en el organismo que es la síntesis de carbohidratos, proteínas y grasas en la formación de glóbulos rojos, células sanguíneas y hormonas. Al intervenir en la síntesis de proteínas, lo hace en la de aminoácidos, y así participa de la producción de anticuerpos. Ayuda al mantenimiento del equilibrio de sodio y potasio en el organismo, evita el insomnio, provoca perdida de peso y nervioso.

Su carencia es muy rara dada su abundancia, pero su carencia se puede ver reflejada en anemia, fatiga, depresión, disfunciones nerviosas, seudoseborreas, boqueras, vértigo, conjuntivitis, nauseas y vómitos. Su carencia se puede producir por el consumo de ciertas drogas como ser los anticonceptivos y algunos otros, mayor demanda metabólica durante el embarazo, errores del metabolismo o bien por consumo excesivo de proteínas.

VITAMINA B6 SE ENCUENTRA EN: la yema de huevos, las carnes, el hígado, el riñón, los pescados, los lácteos, granos integrales, levaduras y frutas secas.

VITAMINA B 12: Es indispensable para un buen equilibrio nervioso y así su déficit puede causar falta de memoria, desorientación, alucinaciones, irritabilidad, fatiga mental, pocos reflejos, depresión, insomnio y otras alteraciones mentales. Es muy importante evitar su déficit sobre todo en personas mayores ya que la mayoría de sus problemas mentales se asocian siempre solo a su edad. Muchos médicos consideran la vitamina B12 como un tónico o rejuvenecedor mental. También ayuda a mantener en buen estado la mielina de los nervios ya que interviene en el metabolismo de los ácidos grasos. Favorece el retorno del apetito y de la energía en pacientes o personas desvitalizadas o convalecientes de alguna operación. En los niños favorece su crecimiento y un buen apetito. La vitamina B12 es básica para el tratamiento de la anemia perniciosa. En general ayuda a la formación de los glóbulos rojos de la sangre. Puede ser útil en casos de entumecimiento y sensación de hormigueo en las extremidades y con dificultad para caminar. La vitamina B12 se puede administrar localmente en el ojo, en forma de colirio, en caso de irritaciones o lesiones de la conjuntiva. Favorece la eliminación de Cianuro, de nuestro organismo, producido por el tabaco, algunos pesticidas, etc. A nivel muscular favorece la síntesis de Creatina que es una proteína necesaria para un buen nivel de masa muscular y de reserva energética.

Los **alimentos de origen vegetal que contienen vitamina B12**, tienen cantidades muy reducidas. Se puede encontrar vitamina B12 en alimentos vegetales en pequeñas cantidades. Algunos de estos alimentos son: levadura de cerveza, algas, hongos comestibles, germen de trigo y soya, pueden ser los cereales enriquecidos con vitaminas. Unos tres cuartos de una taza de cereales enriquecidos con vitaminas (30 gramos) puede contener hasta 6,4 miligramos.

VITAMINA "C".- Evita el escorbuto (infeccion de las encias), ayuda a prevenir las enfermedades gripales. La vitamina C interviene en la formación de colágeno, glóbulos rojos, huesos y dientes, al tiempo que favorece la absorción del hierro de los alimentos y aumenta la resistencia frente a las infecciones. La vitamina C tiene muchas diversas funciones. Es el antioxidante soluble en agua primario del cuerpo, rindiendo radicales libres de otra manera peligrosos inofensivos en todas las áreas solubles en agua del cuerpo. Los niveles de radicales libres contribuyen al desarrollo y a la progresión de una gran variedad de enfermedades, incluyendo ateroesclerosis, cáncer de colon, diabetes, y asma. Esto puede explicar por qué la gente que consume cantidades sanas de alimentos que contienen la vitamina C, ha reducido los riesgos para todas estas condiciones. La vitamina C es también un agente antinflamatorio de gran alcance, que explica su utilidad en condiciones tales como osteoartritis y artritis reumatoide. Y puesto que la vitamina C es necesaria para la función sana del sistema inmune, puede también ser provechoso para prevenir infecciones o fríos recurrentes del oído. En nutrientes como la vitamina C, que ayuda a mantener en forma los vasos sanguíneos, cicatriza las heridas y refuerza el sistema inmunológico.

VITAMINA C SE ENCUENTRA EN: rábanos jícama alcachofa papaya mango calabaza apio fresa lechuga pepino sandia brócoli moras betabel ejotes cebolla limón piña zanahoria repollo tomate camote papa champiñones chicharos coliflor kiwi manzana toronja pimiento morrón miel bee polen guayaba chayote aceituna aguacate cereza higo melón plátano nuez mango, etc.

VITAMINA "D".- Impide la deformación de huesos y alteraciones de dientes. En los niños evita el raquitismo. La vitamina D o calciferol es una vitamina soluble en grasa, que cumple diversas funciones dentro del cuerpo como: formación de colesterol, mineralización de los huesos, etc.

Cuando el aporte de **vitamina D** no es suficiente se produce una hipovitaminosis, para que esto no ocurra es necesario conocer cuáles son los **alimentos con vitamina D**.

Alimentos ricos en vitamina D: Aceite de hígado, Salmon, Sardinas, Ostras, Caballa, Arenque, Quesos, Crema de leche, Leche, Yema de huevo, Mantequilla, Margarina fortificada, aceite de oliva, polen, etc. Para no caer en un **déficit de vitamina D**, es necesario aportarla a través de los alimentos.

Es importante aclarar que si su consumo es excesivo puede producirse **hipervitaminosis**, lo cual también puede ser perjudicial para la salud. Generalmente esto ocurre cuando se ingieren suplementos vitamínicos, ya que las dosis que contienen suelen ser mayores al requerimiento orgánico.

VITAMINA "E".- Su consumo evita la alteración nerviosa, esterilidad y abortos frecuentes. La vitamina E interviene en la estabilidad de las células sanguíneas y en la fertilidad. También se ha observado en algunos estudios que la ingesta de vitamina E puede ayudar a las personas mayores en algunas funciones relacionadas con la memoria, es un antioxidante que previene las enfermedades, activa la circulación y acelera la cicatrización.

La falta de esta vitamina es en general la causante de la anemia, dobla las posibilidades de tener un ataque cardíaco, genera defectos en el sistema nervioso, produce distrofia muscular, provoca una mala absorción de las grasas, y hasta puede causar abortos, por lo que su carencia resulta bastante grave.

Dentro de sus acciones positivas se cuenta su colaboración en la respiración celular, en el metabolismo del ácido nucleico, en la economía de la vitamina A, y por ser antioxidante resulta útil para combatir el envejecimiento de la piel.

VITAMINA "E" SE ENCUENTRA EN: espinaca melón pepino aguacate apio moras ajonjolí zanahoria semillas de girasol repollo tomate coco kiwi cacahuate nuez almendra miel aceituna aceite de oliva leche de almendras pan integral.

Claro que la idea no es comer más grasas. Por suerte, la **vitamina E** la encontramos en muchos alimentos, cremas, pastillas y ampollas. Dentro los alimentos que sirven de fuente para la **vitamina E**, que es lo que nos interesa en este artículo propiamente, hay una gran variedad. Todo el grupo de granos, como el arroz; las grasas vegetales como la de girasol y la mantequilla de maní; las semillas de girasol, los vegetales de hoja verde como el brócoli, las legumbres en general, los tubérculos como el camote, y las frutas secas como las nueces y las almendras contienen esta maravillosa vitamina. Además, la encontramos en algunos mariscos, en especial los camarones.

VITAMINA "K".- La vitamina K se conoce como la vitamina de la coagulación, porque sin ella la sangre no coagularía. Algunos estudios sugieren que ayuda a mantener los huesos fuertes en los ancianos, evita las hemorragias frecuentes y la falta de coagulaciones. Tiene dos variantes naturales. La K1, proveniente de vegetales de hoja verde oscura, el hígado y los aceites vegetales, también en alfalfa, jitomates (tomates), cereales integrales, aceite de oliva, bee polen.

La mejor manera de obtener los requerimientos diarios de vitamina K es consumiendo fuentes alimenticias. La vitamina K se encuentra en los siguientes alimentos: Hortalizas de hoja verde, como la col, la espinaca, las hojas de nabos, la col rizada, la acelga, las hojas de mostaza, el perejil, la lechuga romana y la lechuga de hoja verde. Verduras como las coles de Bruselas, el brócoli, la coliflor y el repollo. El pescado, el hígado, la carne de res, los huevos y cereales (contienen cantidades más pequeñas).

La K2 es producida por las bacterias intestinales. La K3 es una variante sintética de las anteriores, pero que duplica el poder de las anteriores. Esta, se suministra a personas que no metabolizan adecuadamente las vitaminas K naturales.

Disminuyendo el nivel de vitamina K en el organismo, se reduce el de las sustancias coagulantes y por tanto los tiempos para coagulación son más prolongados.

De esta forma, su carencia se detecta cuando aparecen hemorragias en los distintos tejidos y órganos.

VITAMINA "PP **Beneficios:** Importante para el metabolismo celular. Evita la pelagra. Baja los niveles de colesterol. Interviene en el metabolismo de hidratos, grasa y proteínas. Muy importante en la síntesis de hormonas sexuales, y en la producción de cortisona, tiroxina e insulina en el cuerpo. Protege y mantiene la piel sana. Mantiene el sistema digestivo eficiente. Vitamina especial para el cerebro y del sistema nervioso. Ayuda a la respiración de las células y al transporte de hidrógeno. Evita la demencia.

- Su carencia puede producir dermatitis, manchas rojas y prurito. Desórdenes nerviosos. Trastornos digestivos, inflamación de la lengua, estomatitis, gastritis, diarrea, nauseas, vómito y falta de apetito. Fatiga, depresión, insomnio, dolor de cabeza y alteraciones de la memoria. Puede producir pelagra.

Fuentes de vitamina PP: Levadura de cerveza, maní, avellana, almendra, harina integral de trigo, germen de trigo, salvado de trigo, arroz integral, melocotón, albaricoque, melón, mango, verduras de hoja verde, pimiento rojo, tomate, huevo, leche, quesos, salmón, sardina y atún.

ANTIOXIDANTES: ¿qué son los antioxidantes? Pues bien, son sustancias que protegen las células del daño que le provocan algunas moléculas inestables, como los radicales libres, daño que se produce por oxidación. Los radicales libres son perjudiciales para la piel porque provocan daño celular y nos dejan menos elasticidad y menos resistencia.

La manera más natural de obtener antioxidantes es a través de los alimentos, fundamentalmente *frutas* y *vegetales*, de ahí su importancia en la dieta a la hora de mantener en forma los órganos y tejidos e incluso hay evidencia que pone de manifiesto su importancia en la prevención del cáncer, desórdenes cardíacos y otros problemas de salud.

Estudios científicos han comprobado que ingiriendo en forma regular alimentos que contienen antioxidantes, esto contribuye a reducir el riesgo de padecer ciertos tipos de cánceres. Fitoquímicos maravillosos para el corazón: El resveratrol es un compuesto natural que se encuentra en las plantas para que se defiendan de las enfermedades. Se ha visto que el consumo de alimentos que contengan esta sustancia, como es el caso de la crema de cacahuate puede ayudarte a disminuir el riesgo de enfermedades coronarias. Además el resveratrol contribuye a disminuir el colesterol malo.

LOS ANTIOXIDANTE SE ENCUENTRAN EN: berenjena rábanos espinacas lechuga melón sandia calabaza aguacate brócoli alpiste apio moras chile linaza semillas de girasol avena cayena chile pim morrón repollo tomate camote coco ciruela pasa champiñones coliflor manzana cacahuate pasitas café miel aceituna chayote jengibre

EL BETOCAROTENO: Otro antioxidante importante, trabaja en las áreas solubles en la grasa del cuerpo. Las dietas con los alimentos beta carotenos ricos también se asocian a un riesgo reducido para el desarrollo y la progresión de condiciones como ateroesclerosis, diabetes, y cáncer de colon. Como vitamina C, el beta caroteno puede también ser provechoso en la reducción de la severidad del asma, de la osteoartritis, y de la artritis reumatoide. Y el beta caroteno es convertido por el cuerpo a la vitamina A, un alimento tan importante para un sistema inmune fuerte que su apodo es la "vitamina anti infectante." Un exceso de Beto caroteno se le ponen las palmas de las manos y pies amarillentas, lo podemos comer por suplementos de 2 a 15 mg diarios. Si consume 25,000 UI de manera continua puede ser toxico y se manifiesta, debilidad muscular, perdida de cabello, visión borrosa, mal estado de la piel, diarrea, etc., desaparece todo esto si se deja de comer.

- Entre sus numerosas funciones, podemos destacar su importante papel en la visión, en la formación ósea, en la reproducción, así como en diversos procesos de mantenimiento y reparación celular (piel, mucosas y tejidos corporales).

- Esta importante vitamina ayuda, asimismo, a regular nuestro sistema inmunitario.

- El beta caroteno, como precursor de la vitamina A, posee una función antioxidante y ayuda a nuestro organismo a combatir el estrés oxidativo, que se relaciona con un amplio conjunto de patologías.

Déficit de beta caroteno: • El déficit prolongado de vitamina A produce sequedad de la piel, problemas en las mucosas, incrementa el riesgo de infecciones y puede dar lugar a serios problemas de visión (xeroftalmia), que pueden agudizarse en términos muy graves (ceguera).

EL BETOCAROTENO SE ENCUENTRA EN: brócoli zanahoria calabaza verdolaga espinaca berro albahaca borraja tomate espárragos acelgas bee polen melón cerezas espinaca col melón papaya melón mango tomate col, etc.

ACIDO FOLICO: El ácido fólico es una vitamina B que cada célula de su cuerpo necesita para el crecimiento y desarrollo sano. Algunos estudios demuestran que puede ayudar a protegerla de la enfermedad cardíaca. Si lo toma antes y durante la primera etapa del embarazo, puede ayudar a prevenir los defectos de nacimiento del cerebro y la médula espinal, llamados defectos del tubo neural, y los defectos de nacimiento en la boca del bebé, llamados labio leporino o hendidura del paladar. Algunos estudios demuestran que también puede ayudar a prevenir los defectos del corazón en su bebé esencial para las células rojas de la sangre y formación de genes (buena para las embarazadas).

EL ACIDO FOLICO SE ENCUENTRA EN: plátano aguacate brócoli ejotes avena moras lentejas coliflor espárragos frijol cebada naranja.

LOS FOLATOS: Colaboran en la producción de glóbulos rojos y blancos, en la síntesis de material genético y en la formación de anticuerpos del sistema inmunológico.

LOS FOLATOS SE ENCUENTRAN EN: vegetales de hoja oscura, tales como espinacas, acelgas, lechuga, guisantes...Otros alimentos que contienen folatos con alta disponibilidad son los plátanos, la lima, la piña, el hígado, el riñón y la levadura. Por el contrario, alimentos con baja disponibilidad de folatos son: zumo de naranja, lechuga y yema de huevo.

Por otro lado, las bacterias del intestino humano sintetizan cantidades significativas de folato.

OMEGA 3 Y 6: A continuación, los 55 Beneficios del omega 3. Éstas son las dolencias de salud que se **mejoran o que se pueden prevenir: Estabilizan el metabolismo.** Acné, Agresión, comportamiento antisocial, Alto nivel de triglicéridos, Angina inestable, Artritis, Artritis reumatoide, Asma, Ataques al corazón, Aterosclerosis, Autismo, Cáncer cervical, de mama, de próstata, Cáncer e hígado graso, Coágulos de sangre-anti trombótico, Cociente de inteligencia bajo, en niños, Colesterol HDL bajo, mejor control de inflamación, Declinación mental, Degeneración Macular-Daño a la retina-Ceguera, Demencia, Depresión, Depresión postparto, Desequilibrios del colesterol, Desorden bipolar, Diabetes tipo 2, Disfunción cognoscitiva, Disfunción Endotelial, El desorden de déficit de atención-ADD y ADHD, Enfermedad de Alzheimer, Enfermedades varias de animales, Envejecimiento acelerado, Gota, Hipertensión , Inflamación general-indicador importante de envejecimiento, Lupus, Mal genio del niño, Mala concentración, Mala memoria, Mala visión, Malas articulaciones, Metástasis de cáncer, Muerte repentina- arritmia, Nacimientos prematuros Osteoporosis, Quemadura del sol-cáncer de piel, Repetición de ataques del corazón, Resfriados, gripas, Restenosis de angioplastia y de cirugía abierta del corazón, Síndrome del ojo seco, Soriasis, Subdesarrollo cerebral del neonato, Tensión arterial alta, Todos los cánceres, Uñas, pelo y piel malas.

El omega-3 se encuentra en: la leche, la leche de soja, los huevos, semillas de calabaza, linaza, chía, cáñamo, almendra, verdolaga, lechuga, espinacas, col de brusela, coles, soya, nueces, pepino, pescados azules: atún, trucha, sardinas, salmón, anchoas, soya, piña, avellana, germen de trigo.

LOS MINERALES

Los minerales son micro nutrimentos inorgánicos que forman parte de algún órgano o elemento del cuerpo, como son los huesos o la sangre y se adquieren a través de algunas frutas, vegetal y otros alimentos. Los minerales mantienen saludables y funcionando bien a las células de cada uno de los órganos del cuerpo, activan la producción de líquidos y sustancias del cuerpo, como las hormonas o las enzimas y ayudan en la realización de varios procesos vitales como la respiración, la digestión o la circulación.

Los minerales forman parte de las frutas, vegetales y otros alimentos y vienen en diminutas cantidades en ellos, pero en cantidad suficiente para los requerimientos humanos. Entre los más importantes para el cuerpo están: hierro, zinc, calcio, potasio, sodio, yodo, magnesio y otros más.

HIERRO: Funciones que desempeña: La mayor parte del hierro corporal está presente en los glóbulos rojos, sobre todo como componente de la hemoglobina. Gran parte del resto se encuentra en la mioglobina, compuesto que se halla por lo general en los músculos, y como ferritina que es el hierro almacenado, de modo especial en hígado, bazo y médula ósea. Hay pequeñas cantidades adicionales ligadas a la proteína en el plasma sanguíneo y en las enzimas respiratorias.

La principal función biológica del hierro es el transporte de oxígeno a varios sitios del cuerpo. La hemoglobina en los eritrocitos es el pigmento que lleva el oxígeno de los pulmones a los tejidos. La mioglobina, en el tejido muscular del esqueleto y el corazón, capta el oxígeno de la hemoglobina. El hierro también está en la peroxidasa, la catalasa y los citocromos.

Cuando se producen deficiencia en el hierro, pueden darse las siguientes situaciones: Fatiga. Bajo rendimiento. Anemia más o menos grave. Se caracteriza por ser microcítica e hipocrómica es decir que los glóbulos rojos tiene un tamaño más pequeño que el normal y el contenido de hemoglobina es menor dando glóbulos rojos. Dificultad para realizar esfuerzos. Partos prematuros Inapetencia. Uñas y pelos frágiles y quebradizos. Dificultad de concentración. Debilidad muscular. Repercute en el desarrollo mental de bebés y niños. Mareos. Palidez. Taquicardias. Mayor susceptibilidad a infecciones. Dificultades respiratorias. Glositis (inflamación de la lengua). Dificultad para mantener la temperatura corporal. Dolor de cabeza.

Alimentos ricos en Hierro: Origen animal: Carne. Hígado de cerdo. Los riñones de la vaca. Embutidos. Yema de huevo. Sardinas frescas. Anchoas frescas. Mejillón fresco. Almejas crudas. Ostras. Origen vegetal: Verduras verdes. Lentejas. Remolacha o betabel. Harina del maíz. Frutos secos. Legumbres. Cerezas. Peras. Perejil. Espárragos. Melazas. Los cereales completos. Patatas. Col. higos vegetales de hoja verde, dátiles, cereales, leguminosas, pepitas, yema de huevo papaya lechuga brócoli betabel ajonjolí fresas habas chile chía pim. morrón coco chícharo kiwi toronja almendra frijol acelgas miel aceituna cebada cereza guayaba lentejas amaranto bee polen pimienta negra canela alcachofa espinacas coles col de Bruselas papas al horno avena trigo chocolate ciruela pasa dátiles.

MAGNESIO: Se relaciona con el funcionamiento de intestino, nervios y músculos. Además, mejora la inmunidad y posee un suave efecto laxante. Sirve para: Ayudar al funcionamiento de los músculos, conservar sanos los huesos, dientes y articulaciones.

Su falta provoca problemas en músculos y nervios, debilidad y convulsiones.

Su déficit puede provocar: Calambres, espasmos y temblores. Convulsiones y epilepsia. Mayor probabilidad de formar depósitos de calcio en vasos sanguíneos, riñones y corazón. Mayor riesgo de padecer accidentes cardiovasculares. Estreñimiento. Pérdida de apetito. Confusión mental. Falta de concentración y reflejos. Alteraciones de la conducta. Síntomas de esquizofrenia. Tendencias suicidas. Náuseas.

Alimentos ricos en Magnesio: Pescados: Rodaballo. Platija. Sardinas. Abadejo. Bacalao. Lija. Halibut. Gallineta nórdica. Arenque. Lucio. Trucha. Salmón. Corégono. Carpa. Aves: Pavo. Pollo. Cereales: Germen de trigo. Arroz blanco. Harina de centeno, tipo 1150. Sémola de avena. Harina de escanda verde. Harina de centeno integral. Trigo sarraceno, en grano descascarillado. Harina de maíz integral. Cebada, en grano descascarillado. Maíz, en grano. Centeno, en grano. Copos de centeno. Cebada perlada. Avena, en grano descascarillado. Escanda verde, en grano. Copos de avena integrales. Copos de avena instantáneos. Harina de trigo integral. Trigo, en grano. Harina de cebada integral. Arroz en cáscara. Mijo, en grano descascarillado. Pan: Pan de centeno. Pan de centeno moreno. Pan de centeno integral. Pumpernickel. Pan de trigo moreno. Pan de trigo integral. Soya. Alubias.

Fruta y verduras: Plátano. Fruta de la Pasión, sin cáscara. Papaya. Higos. Melón verde. Cerezas en conserva. Kiwi. Zarzaframbuesa. Zarzamora. Frambuesas frescas y congeladas. Bayas de espino amarillo. Amaranto chía avena kiwi rábanos alcachofa espinaca pepino piña plátano aguacate fresas semillas de calabaza semillas de girasol acelgas betabel ejotes moras limón repollo coliflor frijol guayaba papa toronja cacahuate garbanzo germen de trigo habas maíz azúcar morena higos verduras de hoja verde. Diente de león. Acedera. Maíz dulce. Verdolaga. Judía verde en conserva. Guisantes en conserva. Puerros. Aguaturma. Repollo. Chirivía. Coles de Bruselas. Salsifíes. Brécol. Remolacha. Boniato. Alcachofas. Judías verdes. Frutos secos: Girasol. Almendras. Sésamo. Pistacho. Avellanas. Nueces.

CALCIO: Funciones que desempeña: El desarrollo de huesos y dientes fuertes. La coagulación de la sangre. El envío y recepción de señales nerviosas. La contracción y relajación muscular. La secreción de hormonas y otros químicos. El mantenimiento de un ritmo cardíaco normal.

Su déficit puede provocar: dolores en las articulaciones, hormigueos y calambres musculares, un ritmo cardíaco anormal, palpitaciones, convulsiones y deterioro cerebral, depresión, fragilidad en las uñas, uñas quebradizas, alteraciones cutáneas, dientes defectuosos, aumento del colesterol sanguíneo, hipertensión, entumecimiento de miembros superiores e inferiores, raquitismo, osteoporosis.

Alimentos ricos en Calcio: Leche y productos lácteos: Cuajada. Yogur de leche pasteurizada. Yogur desnatado y semidesnatado. Suero de mantequilla. Leche pasteurizada. Leche cruda. Leche semidesnatada. Queso Cheddar. Emmental y Parmesano. Azul. Edam. Gouda. Tilsiter. Romadur. Brie. Limburgo. Camembert y queso para untar. Pan: Pumpernickel. Sardinas, Ostras charales. Hortalizas: Diente de león. Berros de agua. Colinabo. Apio blanco. Puerros (bulbo). Brécol. Col verde. Espinaca. Acelga. Brócoli. Cebolla limón lechuga ajonjolí amaranto alcachofas moras betabel lentejas habas semillas de girasol repollo camote acelgas coliflor kiwi cacahuate nuez almendra acelgas miel cereza guayaba nopal durazno garbanzos hortalizas de hoja verde berros verdolagas semillas de ajonjolí perejil tortillas, etc.

FOSFORO Su principal papel junto con el calcio es en el mantenimiento de los huesos y dientes. Como se encuentra en todas las células de nuestro cuerpo, participa de casi todos los procesos metabólicos como en el energético. Ayuda a mantener el PH de la sangre ligeramente alcalino. Componente importante del ADN, forma parte de todas las membranas celulares sobre todo en los tejidos cerebrales. Aumenta también la resistencia de los atletas y proporcionarles una mejor ventaja competitiva.

Síntomas carenciales del Fósforo: Ya que el fósforo se encuentra en la mayoría de los alimentos, la carencia de este mineral es muy raro. Lo encontramos en enfermedades que presentan una carencia funcional como en el caso del alcoholismo, hipertiroidismo, hemodiálisis, deficiencia de vitamina D y enfermedades renales. Algunos síntomas son la osteomalacia (reblandecimiento de huesos), debilidad muscular y alteraciones en el sistema nervioso: hormigueo, somnolencia, disminución de reflejos, temblores, confusión mental y fatiga cerebral.

EL FOSFORO SE ENCUENTRA EN: cereza papa toronja cacahuate garbanzo cebolla limón chía pim morrón almendra champiñón col perejil lentejas habas pasas higos limón ajo semillas de girasol pasta arroz integral pan integral cereales frijoles carnes pescados pollo huevo yogurt salvado de trigo avena alubias soya.

SELENIO: Estas son algunas de las funciones más importantes que el selenio realiza en el organismo: Es un mineral anticancerígeno, antienvejecimiento. Es un antídoto contra el envenenamiento causado por materiales pesados como el mercurio, cadmio, arsénico, oro, plata y cobre. Incrementa la eficacia de la vitamina E. Actúa como un antioxidante. También tiene propiedades antidepresivas. Previene el cáncer. Estimula el crecimiento. Mejora la elasticidad de los tejidos. Favorece la formación de anticuerpos. Previene y trata la aparición de caspa. Actúa como un antiinflamatorio. Nos protege del infarto de miocardio. Ayuda a disminuir los sofocos propios de la menopausia.

Su carencia puede ocasionar una serie de trastornos, estos son algunos de ellos: Dolores y distrofia muscular. Envejecimiento prematuro. Falta de elasticidad. Intoxicación de metales pesados. Alteraciones en el crecimiento. Alteraciones de la tensión arterial. Mayor propensión a las infecciones. Alteraciones cardiovasculares. Mayor propensión a padecer angina de pecho e infarto de miocardio.

Alimentos ricos en Selenio: Orígen vegetal: Arroz Integral. Arroz Blanco. Avena en grano y en copos. Cebada en grano. Centeno en grano. Maíz y copos de maíz. Trigo en grano. Pan blanco. Pan integral. Pasta al huevo. Mandarina. Manzana. Naranja. Piña. Pera. Plátano. Uva pasa. Zumo de uva. Champiñón. Seta rebozuelo. Seta Robellón. Ajos. Boniato. Col. Cebolla. Brécol. Col de Bruselas. Col china. Colirrábano. Col Lombarda. Col remolachera. Col rizada. Endibia. Guisante. Judía seca. Lechuga. Lenteja seca. Pepino. Perejil en hojas. Puerro. Rábano. Remolacha blanca. Soja. Zanahoria. Almendra. Anacardo. Avellana. Coco. Levadura de cerveza.

Orígen animal: Huevos. Leche materna. Leche de cabra. Anguila de río. Arenque. Atún. Bacalao. Caballa. Carpa. Esturión. Perca. Platija. Salmón. Sardina. Trucha. Leche en polvo. Suero de leche en polvo. Leche condensada. Queso Cheddar. Queso Emmental. Queso Quark.Hígado del pollo asado.

POTASIO: Funciones que desempeña: Dentro del organismo, estas son algunas de sus principales funciones: Junto al Fósforo, ayuda en el transporte de oxígeno al cerebro. Ayuda a eliminar desechos orgánicos. Junto al Calcio y al Sodio, ayuda a normalizar el ritmo cardiaco. Ayuda en el mantenimiento del equilibrio ácido-alcalino. Colabora activamente en la conversión de la glucosa en glucógeno. Junto al Sodio, estimula los impulsos nerviosos y la actividad neuromuscular. Su presencia es indispensable para un crecimiento normal. Estimula los movimientos del intestino. Ayuda a regular la presión arterial. Nos ayuda a combatir la fatiga. Nos ayuda a la deposición diaria. Favorece la eliminación de líquidos, actuando como un buen diurético.

Su carencia puede ocasionar una serie de trastornos, estos son algunos de ellos: Estreñimiento. Alteraciones del ritmo cardiaco. Debilidad y fatiga muscular. Dolores de huesos y articulaciones. Calambres musculares. Alteraciones de la presión sanguínea. Retención de líquidos y edemas. Confusión mental y falta de reflejos. Hipoglucemia. Alteraciones del crecimiento. Acumulación de desechos orgánicos, con el consiguiente perjuicio para el organismo. Irritabilidad. Náuseas y vómitos.

Alimentos ricos en Potasio: rábanos alcachofa espinaca pepino piña plátano aguacate fresas semillas de calabaza acelgas betabel ejotes moras limón repollo coliflor frijol guayaba papa toronja cacahuate garbanzo ajonjolí semillas de girasol calabaza zanahoria lentejas habas cebolla limón alcachofa camote coco ciruela pasa cereza ciruela kiwi pasitas durazno nopal chía pimiento morrón cebada champiñones perejil brócoli apio berenjena nueces, etc. (frutas en general y vegetales de hojas verdes). Pescados: Arenque del Báltico. Caballa. Salmón. Trucha. Aves: Pollo. Leche.

SODIO: Es un mineral que se encuentra naturalmente en los alimentos. 500 miligramos (mg) de sodio (¼ cucharadita de sal) por día 1 cucharadita de sal tiene 2000 mg de sodio. Conserve el nivel de sodio por debajo de 2300 mg (1 cucharadita de sal) por día.

Funciones que desempeña: El sodio, en colaboración con el potasio, realiza una serie de funciones en el organismo, estas son las más importantes: Regula el equilibrio de los líquidos. Contribuye al proceso digestivo, manteniendo la presión que ejercen 2 líquidos o gases que se extienden y mezclan a través de una membrana permeable o un tabique (presión osmótica). Al actuar en el interior de las células, participa en la conducción de los impulsos nerviosos. Regula el reparto de agua en el organismo. Aporta energía.

Su déficit puede provocar: Incapacidad para digerir los carbohidratos. Neuralgias. Alteraciones de los impulsos nerviosos. Alteraciones en las contracciones musculares. Alteraciones del ritmo cardiaco. Falta de energía corporal. Confusión mental. Incomunicación celular. Deshidratación. Mareos. Hipotensión.

EL SODIO SE ENCUENTRA EN: ajonjolí, betabel, ejotes, cereza, papa, toronja, cacahuate, garbanzo, cereales, sal de mesa, pan, queso, carnes y pescados ahumados.

EL YODO Funciones del Yodo. Participa en la formación de las hormonas tiroideas, tiroxina y triyodotironina. Es necesario para obtener energía corporal. Ayuda en la absorción de hidratos de carbono. Mantiene en buen estado uñas, pelo, piel y dientes. Mejora la agilidad mental. Ayuda a regular y sintetizar el colesterol. Está presente en las fases de crecimiento y desarrollo del organismo. Ayuda a que nuestro organismo queme el exceso de grasa. Participa en el funcionamiento de tejidos nerviosos y musculares. Participa en el sistema circulatorio. Es necesario para el correcto metabolismo de los nutrientes.

Su déficit puede provocar: Bocio simple. Que la persona sea muy sensible al frío. Que la persona aumente de peso alcanzando obesidad. Que se padezca la enfermedad de *Cretinismo* que cursa con un retraso físico y mental. Que se produzca una baja actividad metabólica. Que la piel y el pelo se muestren secos. Mayor propensión a padecer palpitaciones cardiacas. Mayor propensión a padecer hipotiroidismo.

Estos son algunos de los alimentos más ricos en yodo:

Sal yodada (1500-2500 mcg). Mariscos en general (200-300 mcg). Almejas y Mejillones (130 mcg). Gambas (130 mcg). Bacalao (120 mcg). Caballa (74 mcg). Arenque (52 mcg). Atún (50 mcg). Salmón (34 mcg). Sardina fresca (32 mcg). Lenguado (17 mcg). Legumbres (10-14 mcg). Brócoli (15 mcg). Zanahoria (15 mcg). Espinacas (12 mcg). Piña (hasta 12 mcg). Higos secos (4 mcg). Té (8mcg). Algas. En toda verdura y hortaliza cultivada en suelos ricos en Yodo: Cebollas. Plátano. Rábano. Peras, alcachofa, espinaca, pepino, plátano, aguacate, fresas, semillas de calabaza, semillas de girasol, acelgas, salmón, sardinas, bacalao, brócoli, sal yodatada.

Estas son algunas de las enfermedades donde el uso del yodo, puede estar recomendado: (si padeces estas enfermedades, el yodo es recomendable) Bocio simple. Colesterol. Cretinismo. Hipotiroidismo. Obesidad. Sequedad en piel o pelo. Trastornos del sistema circulatorio.

FLOUR Funciones que desempeña: Fortalecimiento y endurecimiento de huesos y dientes. Junto al Calcio y la vitamina D, a tratar la Osteoporosis.

Su déficit puede provocar: Caries dentales. Debilidad ósea.

Alimentos ricos en Flúor: Orígen animal: Pescado de mar. Pollo. Leche fluorada. Orígen vegetal: Sal fluorada. Té. Col. Lechuga. Espinacas. Naranjas. Rábano. Trigo. Albaricoque. Tomate. Papas. Espárragos, Agua del grifo (dependiendo de la ciudad).

Enfermedades en las cuales su uso puede hacerse aconsejable. Estomatología: Caries dentales. Artrosis. Osteoporosis. Raquitismo.

ZINC Participa en más de 200 reacciones enzimáticas en nuestro cuerpo: Es necesario para la división celular y para la síntesis y degradación de carbohidratos, proteínas, grasas y ácidos nucleicos. Es fundamental en la formación y función de diferentes tejidos: de tejido conectivo, piel, huesos, dientes, uñas y piel. Es también importante en las funciones sensoriales como el gusto. Cumple un papel esencial en la inmunidad celular.

¿En qué alimentos se encuentra? Las principales fuentes de zinc son los alimentos de origen animal, como carnes rojas, pescado, aves, hígado y algunos mariscos como las ostras. En los vegetales el zinc se encuentra en baja proporción. Levadura de cerveza. Algas. Legumbres. Setas. Nueces de pecán. Lecitina de soya. Soya. Cereales integrales, Legumbres, frutos secos, cacahuates, cereales, semillas de girasol, ajonjolí, chía, avena, zanahoria, guayaba, cebada, mijo, pan integral, semillas de calabaza, nueces, almendra, avellana, perejil, cebolla, ajo, alubia, garbanzo, soya, lentejas.

Deficiencia: La deficiencia de zinc se caracteriza por baja estatura, anemia y retraso de la maduración sexual. Otros signos y síntomas de esta carencia pueden ser: retardo en la cicatrización de heridas, alteración del sentido del gusto, pérdida del apetito, alteraciones en la piel, caída de cabello, y anomalías en el sistema inmune.

EL COBRE: Fundamental para mantener la salud, al intervenir en muchas funciones del cuerpo humano: Previene los problemas cardiacos. Ayuda a conservar la estructura de los vasos sanguíneos y del miocardio. Previene las infecciones, porque aumenta la eficacia del sistema inmunológico. Reduce los niveles de colesterol en sangre. De igual forma minimiza el riesgo de padecer osteoporosis. Alivia el dolor causado por la artritis.

Deficiencia de cobre en el cuerpo humano: Normalmente, es muy difícil presentar déficit de cobre.

- Aun así es más común en niños, en los que es responsable de un crecimiento deficiente. Su carencia provoca: Anemia. Agotamiento. Cambios de color del cabello y en la pigmentación de la piel.

Alimentos ricos en cobre: Mariscos, crustáceos, pescados azules, hígado y riñones.

- Frutos secos como almendras, nueces, pepitas de girasol, pistachos, entre otros. Soya o soja, sardina enlatadas. Quesos: Chedar. Emmental. Pescados: Arenques. Salmón. Bacalao. Aves: Pollo. Ganso. Pato. Carnes: Carnes magras. Hígado. Riñones. Mollejas. Mariscos: Ostras. Todos los mariscos. Cereales: Centeno. Avena. Mijo. Trigo. Pan: Trigo. Centeno. Trigo integral. Hortalizas: Alcachofas. Guisantes. Boniato. Brécol. Remolacha. Patatas. Lentejas. Judías blancas kiwi cebada almendra semillas de girasol garbanzo lentejas chocolate amargo papas champiñones coco durazno papaya manzana plátano lechuga habas lima champiñones agua potable.

EL AZUFRE: Su principal función es la desintoxicación o eliminación de productos tóxicos. El azufre se une a estos para neutralizarlos y así poder ser eliminados. Es importantísimo para la síntesis de las proteínas. El azufre conserva el tono del sistema, purifica y activa el organismo, intensifica los sentimientos y las emociones. Purifica las paredes intestinales y es importante para el metabolismo del hígado. Es un elemento de la insulina y contribuye a la salud de los cartílagos, los huesos, los dientes, las uñas y el cabello.

Cuándo se necesita azufre: En los trastornos de la piel y faneras. Seborrea (grasa en la piel), acné, eccema, alopecia, caída del cabello, psoriasis, crecimiento y trastornos de las uñas. En los trastornos digestivos y del hígado. En los trastornos de las vías respiratorias y en otorrinolaringología (rinitis, bronquitis, etc.) En los problemas reumáticos (artrosis).

Síntomas de déficit de azufre: Inquietud, mala cara, dormir tarde y despertar temprano, poco apetito por las mañanas, extremos de todas clases y piel de apariencia anémica.

Entre las principales fuentes de azufre están: Las legumbres, el ajo, la cebolla, yema cruda de huevo, la col, la coliflor, los espárragos, las zanahorias, el rábano picante, las castañas, los brotes de mostaza, los rábanos, las espinacas, el puerro, las manzanas, las hojas y tallos de los nabos y la remolacha, las ciruelas, la ciruela pasa, el chabacano, los duraznos y los melones, frutas secas, fríjoles, papa, toronja, cacahuate, garbanzo, brócoli, repollo, alubias, plátano, piña, sandia, aguacate, tomates, etc. Alimentos ricos en Azufre: Origen animal: Huevos. Carnes magras. Vísceras. Pescados. Lácteos.

AMINOÁCIDOS

Los Aminoácidos son los componentes básicos de las proteínas. Son sustancias cristalinas, casi siempre de sabor dulce, son 20 aminoácidos diferentes. De los 20 aminoácidos conocidos, 9 son indispensables o esenciales para la vida humana. De tal manera que ellos, deben ser suministrados en nuestra alimentación cotidiana y con mayor razón, en aquellos momentos en los que el organismo más los necesita: en la enfermedad. El déficit de aminoácidos esenciales, aféctan mucho más a los niños que a los adultos.

Cuando en nuestro organismo falta alguno de los esenciales, no será posible elaborar ninguna de las proteínas en las que sea requerido dicho aminoácido. Esto puede dar lugar a los diferentes tipos de desnutrición. Aunque solamente una pequeña cantidad de aminoácidos se utiliza en la elaboración de las proteínas del organismo, el resto es empleado como fuente de energía.

A continuación veremos los 9 Aminoácidos:

LEUCINA E ISOLEUCINA. En conjunto con la hormona del crecimiento intervienen en la formación y reparación del tejido muscular.

Alimentos que contienen Leucina: Huevos. Carnes. Pescados. Lácteos. Leche. Arroz. Trigo. Sésamo. Patata. Leche. Maíz. Soja. Judías.

LA LISINA estimula la liberación de la hormona del crecimiento; esto ha hecho que se utilice, sola o combinada con otros aminoácidos, en niños para estimular el crecimiento y en ancianos para retrasar el envejecimiento.

Los alimentos ricos en Lisina son principalmente la levadura de cerveza, las algas, la soja o soya, las papas o patatas, los huevos, el pescado (bacalao y sardinas) y los lácteos (yogurt, queso, leche). Es muy abundante en las legumbres (lentejas, soja o soya, garbanzos, judías o frijoles, altramuces, etc.) y más escasa en los cereales. Es por eso que en casi todo el mundo uno de los paltos básicos en la dieta siempre suele ser un cereal mezclado con una legumbre (maíz con frijoles; arroz con lentejas; etc.) Dentro de los cereales sólo destacaría el aporte del aminoácido Lisina en el Amaranto y la Quínoa.

METIONINA. Participa en la producción de proteínas y regula la cantidad de alimento que deben recibir las células. .

Alimentos que contienen Metionina: Sobre todo vamos a destacar **las carnes, los pescados, los lácteos y los huevos.** Pero también se encuentra, aunque en menores cantidades, en las legumbres, en los frutos secos, en la soya.

TRIPTÓFANO. Favorece la producción de hormonas como la Serotonina, la cual está involucrada en diversas funciones nerviosas tales como el sueño y relajación. **Alimentos especialmente ricos en triptófano**, y que podrían aumentar los niveles de serotonina: Pavo, pollo, jamón, leche, queso, pescado, huevos, tofu, soja, semillas de sésamo y de calabaza, nueces, cacahuetes y mantequilla de cacahuete, anchoas saladas, plátano, piña, aguacate, quesos suizos, parmesanos, almendras y en los cereales integrales.

Sin embargo, para sintetizar serotonina, el cuerpo necesita además de triptófano, **ácidos grasos omega 3, magnesio y zinc y vitamina B6.**

HISTIDINA. Util en caso de artritis reumatoide, desintoxicacion de metales pesados, impotencia y frigidez, vomitos en el embarazo, es parte del sistema de defensas.

Alimentos ricos en Histidina: Origen animal: Carnes. Pollo. Hígado de ternera. Mortadela. Pescados. Lácteos. Leche en polvo descremada. Huevos. **Origen vegetal:** Vegetales. Legumbres. Arroz integral. Semillas. Cereales integrales. Levadura de cerveza.

TREONINA. Participa de manera importante en conjunto con otros aminoácidos en los procesos de desintoxicación del hígado.

Lo podemos encontrar en productos como el pollo, el cerdo, cordero, conejo, pescado, pavo, embutidos y vísceras. Suele encontrarse en: brócoli, aguacate, acelga, berenjena, cebolla, apio, calabaza, arroz, maíz, salvado de trigo, frijol, arvejas, garbanzos, las fresas, las uvas, los higos, la piña, la guayaba, las uvas pasas y ciruelas pasas, las nueces, los pistachos, el cacao y otros frutos secos.

VALINA. Estimula el crecimiento y reparación de los tejidos y el mantenimiento de varios sistemas (inmunológico, muscular, etc.).

Estos son algunos de ellos: **Origen animal:** Carnes. Aves. Pescados. Lácteos. Requesón. Huevos: **Origen vegetal:** Vegetales. Legumbres. Arroz integral. Semillas de sésamo. Cereales integrales. Cacahuetes. Melocotón.

FENILALANINA. Aminoácido que interviene en la producción de proteínas (colágeno), fundamental en la estructura de la piel y otros tejidos, así como participante y componente de varias hormonas que se producen en el sistema nervioso.

Origen animal: Carne. Pescados. Huevo. Productos lácteos. **Origen Vegetal:** Espárragos. Garbanzos. Lentejas. Cacahuetes. Soja.

LAS PROTEINAS

Las proteínas determinan la forma y la estructura de las células y dirigen casi todos los procesos vitales. Son moléculas formadas por aminoácidos. Existen 20 aminoácidos diferentes que se combinan entre ellos de múltiples maneras para formar cada tipo de proteínas. Los aminoácidos pueden dividirse en 2 tipos: Aminoácidos esenciales son 9 y que se obtienen de alimentos y aminoácidos no esenciales que son 11 y se producen en nuestro cuerpo. (Vea más información en AMINOACIDOS)

Las proteínas que necesita un adulto diariamente es de ½ a 1 proteína por cada kilo que pese y dependiendo de las funciones que realize. La carencia proteica produce una disminución de la masa muscular, un metabolismo lento, bajo rendimiento físico e intelectual, fatiga, apatía, y deterioro general de todo nuestro organismo.

Las proteínas son de origen animal y origen vegetal. Se considera que las proteínas de origen animal son más nutritivas y completas que las de origen vegetal, que son incompletas y de un menor valor biológico. **Las proteínas de origen animal** son más nutritivas y completas y son: Todas las carnes, los huevos y el pescado. Todos los quesos. La leche y todos sus derivados (yogur). Crustáceos y mariscos. **Las proteínas de origen vegetal son incompletas y son:** quínoa, amaranto, trigo sarraceno, las semillas de cáñamo, semillas de soja o soya, espirulina, habas, lentejas, alubias, garbanzos, cacahuates, avellanas, toda clase de fríjoles, garbanzos, cacahuates, ajonjolí, nueces, almendras, cereales integrales (maíz, trigo, avena, cebada, mijo, centeno) levadura de cerveza seca, hortalizas y frutas.

CARBOHIDRATOS

La principal función de los carbohidratos es proveer energía al cuerpo, especialmente al cerebro y al sistema nervioso. El organismo transforma los almidones y azúcares en glucosa. Los carbohidratos son simples y complejos.

Los carbohidratos simples son los de asimilación inmediata en azúcar o glucosa en alimentos tales como dulces, galletas, frutas, azúcar, miel, caramelos, pasteles, etc. La principal característica de este tipo de hidratos de carbono es su asimilación inmediata, que pasa al torrente sanguíneo a convertirse en energía instantánea.

Los carbohidratos complejos, se encuentran en los vegetales: brocoli, espinacas, calabazas, colifor, etc. los cereales: arroz, amaranto, mijo, quínoa, trigo, avena, amaranto, maiz, etc. las leguminosas: garbanzo, frijol, lenteja, habas, chicharos, alubias. Los tuberculos: el camote, la papa, etc.

Los carbohidratos complejos nos proporcionan energía por periodos mas largos, además las frutas y vegetales nos proporcionan vitaminas y minerales basicos para el cuerpo, esenciales para la actividad física, por lo tanto se consideran de calidad. Ambos tipos de hidratos de carbono proporcionan la glucosa, pero los carbohidratos complejos proporcionan numerosas ventajas nutricionales, tales como los alimentos que las contienen tienen más de vitaminas, minerales y fibra, dando mayor valor nutricional.

FIBRA

Importante para el proceso digestivo. El consumo de fibra es fundamental para un buen funcionamiento del tubo digestivo, a veces no consumimos la cantidad de fibra que necesitamos, por lo que es importante incrementar su consumo, ya que una ingesta adecuada de fibra puede ayudar a disminuir los riesgos de enfermedades cardiovasculares y algunos tipos de cáncer, además promueve el tránsito intestinal y puede evitar el estreñimiento, ayuda a disminuir los niveles de colesterol en la sangre, entre otros beneficios.

LA FIBRA SE ENCUENTRA EN: camote coco ciruela pasa cacahuate pasitas frijol garbanzo acelgas pera lechuga zanahoria espinacas champiñones remolacha nabos calabazas brócoli manzana plátano higos jugos de verduras lentejas frijol negro y colorado habas semillas de girasol almendras, etc.

GRASAS

Es uno de los tres nutrientes (junto con las proteínas y los carbohidratos) que le proporcionan calorías al cuerpo. Las grasas proporcionan 9 calorías por gramo, más del doble de las que proporcionan los carbohidratos o las proteínas. Las grasas son esenciales para el funcionamiento adecuado del cuerpo, debido a que proporcionan los ácidos grasos esenciales que no son elaborados por el cuerpo y deben obtenerse de los alimentos. Los ácidos grasos esenciales son el ácido linoleico y el ácido linolénico, los cuales son importantes para controlar la inflamación, la coagulación de la sangre y el desarrollo del cerebro.

La grasa sirve como sustancia de almacenamiento para las calorías extras del cuerpo y además, llena las células adiposas (tejido adiposo) que ayudan a aislar el cuerpo. Las grasas también son una importante fuente de energía. Cuando el cuerpo ha consumido las calorías de los carbohidratos, que ocurre después de los primeros veinte minutos de ejercicio, comienza a depender de las calorías de la grasa. La piel y el cabello sanos se conservan por la acción de la grasa que ayuda al cuerpo a absorber y movilizar las vitaminas A, D, E y K a través del torrente sanguíneo. Fundamentalmente existen **dos tipos de grasas**: las **grasas saturadas** y **grasas insaturadas**.

SATURADAS: Estas grasas poseen una consistencia sólida a temperatura ambiente. Su consumo en grandes cantidades produce un aumento del colesterol en la sangre: La mantequilla, la manteca, la carne de cerdo, el cordero, la res, los embutidos, los huevos y la leche son productos que poseen un elevado contenido de grasas saturadas, de la misma forma que algunos aceites vegetales, como el de coco, el de palma y el de pepita de palma.

INSATURADAS: Grasas que ayudan a bajar el colesterol en la sangre si se utilizan en lugar de las grasas saturadas. Sin embargo, las grasas insaturadas tienen muchas calorías, de tal manera que aún es necesario limitar su consumo. La mayoría de los aceites vegetales, aunque no todos, son insaturados. (Las excepciones abarcan los aceites de coco, de palma y de palmiste). Existen dos tipos de grasas insaturadas: Monoinsaturadas y Poliinsaturadas.

Grasas monoinsaturadas: el aceite de oliva, aceite de canola, olivas, colza, frutos secos (pistachos, almendras, avellanas, nueces), cacahuetes, aguacates y sus aceites. **Grasas poliinsaturadas**: aceites de pescado, azafrán, girasol, maíz y soya. A su vez, las grasas poliinsaturadas se subdividen en distintos clases, donde destacan por sus propiedades dos subtipos: las **grasas omega 6 y omega**. (Más información sobre omega 3 y 6 la puedes ver en el área de las vitaminas)

ÁCIDOS TRANSGRASOS: Estos ácidos pueden ser particularmente peligrosos para el corazón ya que pueden obstruir las arterias e incluso podrían aumentar el riesgo de desarrollar ciertos cánceres. Entre los alimentos donde se encuentran ácidos transgrasos están la margarina, las comidas rápidas, los productos comerciales horneados, como donas y galletas, y los alimentos procesados y fritos.

AGUA

Funciones del Agua: Mantener la correcta temperatura del cuerpo. Para que las células puedan mantener sus funciones y tomar su alimento necesitan el vehículo del agua. Para las reacciones químicas y eléctricas del cuerpo las cuales se realizan siempre en un medio líquido. Para mantener una mente despejada. Para mantener una buena disposición, buen talante. Para limpiar todo el organismo, evitar la formación de cálculos y otras muchas funciones.

LISTA DE ALIMENTOS Y SUS BENEFICIOS (RESUMEN)

ACEITUNA: antioxidante, ayuda estrés, bajar de peso, mejora memoria, da energía, disminuye arrugas, reduce apetito (da saciedad) Tiene: Vitamina E, fibra. Desinflama.

ACELGAS: calcio, mag., potasio, yodo, hierro, Beto caroteno, fibra, produce saciedad, laxante, perder peso, diurético, sistema inmunológico, anemia, acné, piel, cáncer.

AGUACATE: Vit E, yodo, potasio, mag, acido fólico, produce colágeno, antioxidante, diabetes, retrasa el envejecimiento, visión, piel, sistema inmunológico, corazón, arterioesclerosis, mascarilla, el acido oleico del aguacate ayuda a disminuir el colesterol.

AJO: corazón, hipertensión, acido úrico, reumas, energía, colesterol, infecciones, inflamaciones (no usarlo en problemas de riñones) desinfectante, expectorante, descongestionante, tos, gripa, resfriados, arterioesclerosis, cálculos renales, lombrices, vías respiratorias, tiñas, verrugas, calvicie, cerebro (mejora intelecto), glándulas sexuales, gripa, anginas, pulmonía, inflamación de oídos, mucosa de los ojos, gastritis, colitis, gota, anti inflamatorio, anti viral, anti bacterial.

ALCACHOFA: Vit B, C, potasio, yodo, mag., diurético, hígado, buena digestión, acidez, colesterol, hepatitis, piedras biliares, vesícula, perder peso, hipertensión, piedras en riñones, acido úrico, inflamación, produce saciedad, diabetes, osteoporosis, estreñimiento, cáncer colon y mama, anemia, nervios, depresión, alcachofa, buena circulación.

ALGAS: Contienen todos los minerales posibles que ayudan al cuerpo humano.

APIO: Vitamina B, E, C, potasio, corazón, diurético, hepatitis, piedras biliares, vesícula, peso, acido úrico, estreñimiento, nervios, catarro, reumas, buena circulación, articulaciones, antioxidante, artritis, gota, dolor de cabeza, calambres, piel, ayuda a bajar el colesterol y previene el cáncer, garganta, laxante.

BERENJENA: corazón, diurético, antioxidante, colesterol, perder peso, insomnio, buena circ., reumas, cáncer, quemaduras, ayuda a renovar las células del cerebro.

BETABEL: Vit C, hierro, potasio, mag, sodio, piedras en riñones (combinar zanahoria y betabel), dolor de cabeza, menopausia, fortalece sangre, sist. Nervioso, cólicos menstruales, alta presión, limpieza de arterias, sistema inmunológico, vesícula (combinar jugo betabel con zanahoria), hígado, retrasa envejecimiento.

BROCOLI: Vit C, K, Beto caroteno, hierro, acido fólico, perder peso, anemia, antioxidante, menopausia, evita hemorragias, estreñimiento, elimina bacterias, cáncer, retrasa envejecimiento, mucosa, piel, convalecientes, próstata, embarazadas, problemas mentales (ansiedad, depresión, etc.), cálculos renales, artritis, gota, cáncer de mama, próstata, útero y pulmón, hígado, riñones.

CALABAZA: Vit. A, C, yodo, mag., Potasio. Betacaroteno, Diabetes, antioxidante, visión, sistema inmunológico, anticancerígeno, ayuda a la próstata, corazón, garganta, páncreas, pulmones (elimina la mucosa), desintoxica cuerpo, laxante, cataratas, lombrices, quemaduras.

CAMOTE: Vit A, C, potasio, Beto caroteno, muy nutritivo, antioxidante, diabetes, cáncer, artritis, gripas, catarro, vista, sist. Inmun., buena digestión y colesterol.

CEBOLLA: calcio, fosforo, potasio, Vit C, diurético, bajar peso, acido úrico, ansiedad, depresión, insomnio, reumas, colesterol, sist. nervioso, hipertensión, bronquitis, inflamaciones, desinfectante, anti bacterias, tos, gripa, resfriados, heridas (citariza), reduce el azúcar en la sangre, infecc. urinarias (mal olor y ardor de la orina), próstata, corazón, asma, alergias.

CHAMPINONES: Vit A, B, C, D, antioxidante, fosforo, mag., potasio, sobrepeso y produce saciedad. Previenen el cáncer de mama.

CHAYOTE: Vit C, potasio, antioxidante, diurético, buena circulación, diabetes, retención de orina y perder peso.

CHICHAROS: Tienen 8 vitaminas, 7 minerales, altas proteínas (22.5%) y fibra. Da mucha energía, produce saciedad, ayuda sobrepeso, nerviosismo, anemia, osteoporosis, cáncer colon y laxante, buena circulación, diurético, colesterol.

CHILE: Vit A, calcio, fosforo, hierro, reumas, antioxidante, retrasa envejecimiento, desinfectante, expectorante, descongestiona, antiséptico.

CHILE CAYENE: Vit A, antioxidante, sensación de saciedad, perder peso, incrementa metabolismo, suprime apetito, dolor de garganta y mejora la circulación.

COLIFLOR: Vit C, mag, potasio, calcio, antioxidante, ayuda sobrepeso, acido fólico, corazón, diurético e hipertensión, dolor de cabeza, sistema inmunológico.

EJOTES: Vitaminas A, C, K y Manganeso. Sodio, hierro, acido fólico, diurético, bajar peso, hipertensión, buena digestión, fortalece los huesos.

ELOTE: Vit. B1, folato, fibra. Mejora memoria, da energía, combate estrés, problemas renales (vías urinarias), hinchazón, reumas, heridas, llagas, baja la presión, el colesterol y dolor de estomago.

ESPARRAGOS: acido fólico, artritis, corazón, estreñimiento, sist. nervioso, obesidad y elimina toxinas.

ESPINACAS:Vit. A, B, E, Potasio, Yodo, Magnesio, antioxidante, visión, piel, cabello, sistema inmunológico, infecciones, fertilidad, aumenta energía, glándula toroide. Contiene al menos 13 diferentes flavonoides, ayuda contra el cáncer, problemas mentales (depresión, ansiedad, bipolar, etc.).

HOJA DE MOZTAZA, KALE, COLLARD Y TURNIP GREEN: produce saciedad, sobrepeso, anemia, osteoporosis.

JENGIBRE: antioxidante, ayuda a las nauseas que causan la quimioterapias, tos, resfriados, gripe, bronquitis, reduce fiebre, aumenta la temperatura del cuerpo, tubo digestivo tiroides antienvejecimiento y artritis.

LECHUGA: Vita, Calcio, hierro, diurético, antioxidante, perder peso, cáncer colon, anemia, insomnio, debilidad general, bronquitis leve y beneficios del omega 3.

NOPAL: calcio, potasio, diurético, heridas y luxaciones, estreñimiento, diabetes, sobrepeso.

PEREJIL: Vit A, diurético, expectorante, menstruación, cólicos, dolor de estomago, artritis, cáncer, arterioesclerosis.

PAPA: mag., sodio, potasio, azufre, cloro, fosforo, calcio, hierro, Vit A B 1,2, C K, B 6, reumas, gota, acido úrico, bronquitis, pulmones, tumores, diabetes, ojos (limpieza e irritación) inflamación, dolor, quemaduras, abscesos, dormir, depresión, estrés.

PIMIENTO MORRON: Vit C, fosforo, hierro, antioxidante, diurético, produce saciedad, obesidad, presión arterial, intestinos, retrasa envejecimiento, vista, sist. Inmunológico, huesos, dientes y cáncer.

PORO: Nivela los colesteroles y previene el cáncer.

RABANOS: Vit C, potasio, yodo, mag., antioxidante, buena digestión, produce saciedad, nervios, dientes, huesos, fiebre, cálculos renales, biliares, mal olor de pies y axilas, cáncer abdominal, quemaduras, flema, vesícula, ulcera, infección laringe y faringe, sangre, dormir.

REPOLLO: Vit. C. E, mag., calcio, potasio, antioxidante, ayuda a los intestinos y sobrepeso, visión, piel, cabello y huesos y sist. Inmunológico, cáncer, problemas mentales (depresión, ansiedad, etc.).

SABILA: heridas, quemaduras, ulceras, antibiótico, inflamaciones, cicatriza, tumores, herpes, bajar de peso, colesterol, triglicéridos.

TOMATE: Vit. C, A, B, E, potasio, calcio, mag y sodio, muy nutritivo, diurético, antioxidante, energía, piel, sist.inmuno., cáncer de próstata, pulmón y estomago, hipertensión, gota, cálculos renales, estreñimiento y quita la fiebre, dormir, problemas mentales (depresión, ansiedad, etc.).

TOMATE VERDE: problemas respiratorios, dolor de amígdalas, tos, baja fiebre, dolor de oídos, inflamación de estomago, calvicie, presión alta, diabetes, vista.

VERDOLAGA: depresión, laxante, diurético, desparasita, migraña, disentería, urético, problemas urinarios, hongos, acné, soriasis, quemaduras de sol, hígado, vejiga, riñones, cálculos renales, sistema inmunológico, anemia, artritis, ulceras, obesidad, ojos, cáncer.

ZANAHORIA: Vit A, Beto caroteno, (disuelve piedras o cálculos) vesícula, piedras en riñones (combinar jugo de zanahoria con betabel), anemia, buena digestión, piel, promueve la buena visión, ayuda contra cáncer.

FRUTAS

BLUEBERRY: antioxidante, mejora memoria, vista, colesterol, corazón, alzhéimer, problemas urinarios, antienvejecimiento.

- CEREZA: Vit A, fosforo, calcio, hierro, sodio, gota, artritis, colesterol, diabetes, alzhéimer, dormir mejor, problemas mentales (depresión, estrés, etc.).

- CIRUELA: Vitamina C. Ayuda a la absorción del hierro.

- CIRUELA PASA: Potasio, antioxidante, diurético, fibra, estreñimiento, toxinas y da energía alta, laxante, ayuda a evacuar.

- COCO: Fibra, hierro, potasio, Vit E, antioxidante, Su agua previene parásitos intestinales, colesterol, diabetes y laxante.

- CRAMBERRY: infecciones urinarias (ardor y mal olor de la orina).

- CHABACANO: Vitamina A, ayuda a proteger el corazón y los ojos.

- DATILES: cerebro (mejor rendimiento), deportistas, anemia, cansancio y agotamiento, sangre, dormir, animo, colesterol, energía.

- DURAZNO: potasio, calcio, sodio, diurético, limpieza de riñones y vesícula.

- FRESA: Vitamina A,B, C y K, yodo, potasio, mag, calcio, fosforo, hierro, anemia, piel, retrasa el envejecimiento, combate espinillas (mascarilla). Promueve la salud en general, estreñimiento, peso, hepatitis, arterioesclerosis, presión arterial, acido úrico, colesterol, artritis, gota, llagas de boca, antiarrugas, anemia, crecimiento, diabetes, menopausia.

- GUANABANA: destruye todo tipo de cáncer, tumores, bacterias, microbios, parásitos, artritis, presión alta, depresión, nervios, cólicos en ovarios, próstata, hígado, riñones, gastritis, ulcera, obesidad, sedante, digestivo, asmas, resfríos, para embarazarse.

- GUAYABA: proteína, calcio, fosforo, hierro, Vit A B 1,2, potasio, mag. zinc, antigripal natural, evita calambres, cerebro, anemia, debilidad, encías inflamadas, articulaciones.

- HIGO: Fibra, potasio y magnesio, bronquitis, tos, expectorante, laxante, heridas bucales, piel, verrugas, reumas, gastritis, antiarrugas, diabetes, embarazadas, cáncer de colon, estrés, cólicos, estreñimiento, colesterol, sistema inmunológico, tos, inflamación general, heridas, heridas bucales, reumas.

- JICAMA: Vit C, colesterol, cáncer, colon, gastritis, ulceras duodeno, retrasa envejecimiento.

- KIWI: Vitamina C. Protege el DNA y es antioxidante, fibra excesiva, calcio, hierro, mag y cobre, nutritiva, colesterol, cáncer, diabetes, estreñimiento, hemorroides, colitis, menopausia, embarazo, anemia, sistema inmunológico, resfriados, baja de peso, hipertensión, estrés, visión.

- LIMON: Vitamina C, calcio, fosforo, potasio, heridas (cicatriza), elimina toxinas, diabetes, dolor de cabeza, sistema nervioso, hipertensión, metabolismo, dolores musculares, dolor de piernas y pies, dolor de columna, catarro, piel, desinfectante, antibacterial, resfriados, tos, gripa, corazón, fiebres, propiedades antioxidantes y anti cáncer, arterioesclerosis, vesícula, hígado, cálculos renales, indigestión, sarampión, falta de apetito, caspa y caída de pelo, mordeduras de perros, arañas, víboras, antibiótico.

- MANGO: Vit A, C, betacaroteno, estreñimiento.

- MANZANA: Una manzana al día al medico alejaría, Vit C, antioxidante, da sensación de saciedad, cáncer, estreñimiento, sobrepeso, desinflama intestinos, gota, insomnio (ayuda a dormir) diabetes, acido úrico y sistema inmunológico lo refuerza.

- MELON: Vitamina A, E y C, antioxidante, diabetes, cáncer de mama, cáncer de pulmón, próstata, corazón, el riesgo de cataratas y repara células.

- MORAS: Magnesio, vitamina A, B, E, C, diurético, antioxidante, buena digestión, fortalece sangre, sist. nervioso, visión, piel, flemas, infecciones, arterioesclerosis, diarrea, laxante.

- MORA ROJA: Vitamina C y fibra. Elimina infecciones del tracto urinario.

- NARANJA: Vitamina C. Baja presión arterial, gripe, resfriados, piel, colesterol, cicatrización rápida, cáncer, cerebro, artritis, asma, mareos y vómitos, calambres, ovarios, matriz, encías, nervios, estrés, tristeza, pereza, somnolencia, riñones, estreñimiento, buena digestión, dientes y sist. Inmunológico.

- PAPAYA: Vitamina C, A, hierro, beta caroteno, agiliza cicatrices int-ext., ulceras gástricas, parásitos, estreñimiento, piel, protege contra cáncer colon y alergias.

- PEPINO: vejiga, necrosis, piel, mascarillas, espinillas, acidez, antiarrugas, manchas, piel, rejuvenece, cáncer, toxoplasmosis, diabetes, gota, obesidad, artritis, estreñimiento, cerebro, nerviosismo, garganta, afonía, hemorroides, salpullido, abscesos, erupciones cutáneas, dolor de cabeza, saciante, calmante y relajante, ojos cansados, conjuntivitis.

- PERA: Vitamina C, cobre, yodo, fibra, diurético, desintoxica, bajar de peso, colesterol, triglicéridos, arteriosclerosis, saciante, ayuda sistema inmunológico.

- PIÑA: Vit A, yodo, potasio, mag, garganta, fiebres, inflamaciones, antibiótico, arteriosclerosis, bromelaina, alivia malestares estomacales, gota, asma, cánceres de colon, pecho, pulmón y piel, osteoporosis, artritis, gripe, energía, bronquitis, ojos, lombrices, hinchazón, sinusitis.

- PLATANO: Vit B, Vitamina B6, C, yodo, mag, acido fólico, potasio y fibra, enfermedades renales, estreñimiento, calambres, diarrea, ulceras estomacales, leucemia, tumores, colesterol, da mucha energía, nutrición, insomnio, reumas, gota, artritis, anemia, cólicos, verrugas, picaduras de insectos, caída de cabello.

- SANDIA: Vit C, antioxidante, beta caroteno, licopeno, previene asma, artritis, cáncer colon, diabetes, cáncer, piel, enf. renales, vesícula e hígado, estreñimiento (semillas).

- TORONJA: Vitamina C, sodio, calcio, hierro, fosforo, mag., azufre, cloro, potasio, Vit A, B, 2, 3, bajar de peso, hígado, desase toxinas, vías urinarias, tos, catarro, resfriados, hipertensión, desintoxica cuerpo, diabetes, provoca saciedad, anemia, colesterol y próstata.

- UVAS: aumenta energía, debilidad gral., enfermos convalecientes, laxante, magnesio, reduce coágulos sanguíneos y colesterol, dormir bien, vista, antiarrugas, piel, cutis suave, estreñimiento, rejuvenece, cáncer, hipertensión, embarazadas, tumores, corazón.

- UVA PASA (pasitas): Mejora la salud de los huesos. Calambres, estreñimiento, cáncer, buena circulación, antioxidante, diurético, potasio, alta energía, antienvejecimiento.

- **FRIJOLES Y LEGUMBRES**

- ALUBIAS: anemia, colesterol, memoria, estreñimiento, peso, triglicéridos, nervios, diabetes, dispepsias, bajar de peso.

- FRIJOL NEGRO: folato, fibra hierro, contiene antioxidantes, previene cáncer.

- FRIJOL PINTO: La fibra baja el colesterol y reduce el riesgo de ataque al corazón Vit B, acido fólico, hierro, zinc. potasio, magnesio, estreñimiento, cáncer de colon, diabetes.

- FRIJOL ROJO: La energía que provee el hierro ayuda a estabilizar el azúcar.

- GARBANZO: Magnesio, fosforo, fibra, Vit B, corazón, energía, alta proteína, diabetes, colesterol, cáncer, colon, estreñimiento, estrés, depresión, insomnio, hipertensión y acido úrico.

- GERMINADOS: rejuvenece, buena salud, sistema inmunológico, cansancio, energía, anemia, enfermos convalecientes.

- HABAS: calcio, fosforo, hierro, perder peso, reumas, colesterol, artritis, alta presión, hipertensión, cáncer de colon, ayuda al cerebro, piel.

    LENTEJAS: Vit A, B, potasio, diabetes, colesterol, anemia, corazón, folato y fibra.

SOYA: Alta proteína, cáncer de mama de colon y próstata, diabetes y disminuye colesterol.

SOYA LECHE: calcio, desarreglos hormonales, regulan la función endocrina, alivia dolores premenstruales, sofocos menopáusicos, reduce colesterol.

• NUECES Y SEMILLAS

- ACEITE DE OLIVA: Vit A D E K, previene envejecimiento, reduce colesterol, baja los triglicéridos, único aceite mas saludable.

- AJONJOLI: calcio, hierro, Vit B, E, sodio, potasio, debilidad gral. colesterol, anemia, pulmonía, páncreas, riñones, ayuda infertilidad masc.

- ALFALFA: caries, acné, artritis, diabetes, gota, mala digestión, mal aliento, sangre, resfríos, riñones, ulceras, tumor, anti bacterias, sistema inmunológico, colesterol, urinarias, menopausia, obesidad, desintoxica, triglicéridos, acido úrico, piedras en riñón, calvicie.

- ALMENDRA: Vit. B2, E, calcio, hierro, magnesio, fosforo, C, antioxidante, alta proteína, omega 6 y fibra, baja colesterol, reduce enfermedades cardiacas, estreñimiento, diabetes, retrasa envejecimiento, osteoporosis, resfríos y gripes.

- ALMENDRA LECHE: Vit A E B1 y 2, magnesio, hierro potasio, corazón, colesterol, triglicéridos, fácil digestión, alergias alimentarias, gastritis, fibra, protege paredes intestinales, colon.

- ALPISTE: antioxidante, colesterol, desinflama los riñones, hígado y páncreas, elimina grasa, retrasa envejecimiento, alta proteína, diabetes, arteriosclerosis, ulcera estomago, infección de vejiga, diurético, reumas, artritis.

- AMARANTO: calcio, magnesio, anemia, desnutrición, osteoporosis. Alto en proteína.

- ARROZ INTEGRAL: diarrea, gastritis, elimina líquidos, perder peso, hipertensión, prevenir el cáncer, problemas mentales, crecimiento, favorece el sueño, obesidad, sistema inmunológico, dolor.

- AVELLANA: estrés, colesterol, lactancia, embarazo, osteoporosis, corazón, anemia, cirrosis, crecimiento, cáncer, insuficiencia renal.

- AVENA: calcio, mag., fosfato, Vit B acido fólico, antioxidante, da energía, ayuda: huesos, diabetes, estrés, deportistas, controla el hambre, baja de peso, nervios, sedante, insomnio y produce saciedad, mangnesio, selenio.

- BEE POLEN: Vit A B C D E K, Beto caroteno, alta nutrición, energía, próstata, sist. Inmunológico, sist. nervioso, alergias, anemia, depresión, estrés, diarrea, estreñimiento.

- CEBADA: fibra, acido fólico, potasio, cobre, zinc, diurética, renal, bilis, sist. nervioso, colesterol, alta nutrición, estreñimiento, diabetes, diarrea, gases, infecciones urinarias, fiebre, sobrepeso, bronquitis, pulmonía, garganta, debilidad, depresión, tristeza, estrés, gota, artritis, retrasa envejecimiento, aumenta hormonas mujer.

- CACAHUATE: Magnesio, cobre, calcio, fosfato, proteína alta. Previene piedras vejiga, osteoporosis, diabetes, colesterol, calambres, estreñimiento, anemia, cerebro, cáncer, obesidad, alta proteína, fibra.

- CENTENO: abscesos, cáncer, sangre, presión arterial, esclerosis, energía, sueño, inflamaciones, estreñimiento, cólicos, corazón, quemaduras, hemorroides, calvicie.

- CEREALES INTEGRALES: cáncer de colon, estreñimiento, saciedad, energía, colesterol, corazón, diabetes, sueño, nerviosismo (problemas mentales: estrés, depresión, ansiedad, etc.), tumores, angina de pecho, arterioesclerosis.

- CAFÉ: Buena concentración, activo, dolor de cabeza, energía, antioxidante, derrames, parkinson, depresión, caries, cáncer de colon y vejiga.

- CANELA: antibacterial, expectorante, antinflamatoria, enfermedades respiratorias (bronquitis, resfriados, tos), mejora circulación, acidez, facilita digestión, aumenta temperatura de los dedos, infecciones vaginales, ulceras de boca y mal aliento.

- CHIA: Vit B, omega 3-6-, fosforo, calcio, potasio, mag, hierro, zinc, cobre, proteína alta, antioxidante, retrasa envejecimiento, sistema inmunológico lo refuerza, presión arterial, prob. coronarios, control de peso, problemas mentales (estrés, ansiedad, depresión, etc.).

- CHOCOLATE: Antioxidante, depresión y corazón.

- LINAZA- Omega 3 y 6 y minerales, antioxidante, piel, artritis, estreñimiento, bajar de peso, tensión arterial, colesterol, intestinos, antinflamatorio, previene diabetes, cáncer de mama, colon y próstata, acné (espinillas).

- MIEL: Vit E C calcio, potasio, magnesio, hierro, antioxidante, alta energía, hinchazón, dolor, desinfectante de heridas leves, tos, dolor de garganta, anemia, quemaduras, cicatriza, ulcera gástrica, insomnio, cansancio, picadura de insectos.

- MIJO: resfriados, hígado, bazo, anemia, control de peso, nerviosismo, memoria, calambres.

- NUEZ: Vit E, calcio, energía, colesterol, buena circulación, sist. nervioso, cerebro (intelectual), osteoporosis, proteína alta, cáncer, diabetes, corazón, rejuvenece, Parkinson, sueño, estrés, problemas mentales (ansiedad, depresión, etc.)

- PAN INTEGRAL: Vit B1 y 2 fibra, hierro fosfato, proteína, colesterol (triglicéridos), diabetes, cáncer de colon, obesidad, estreñimiento y produce saciedad.

- QUINOA: Proteínas altas, produce saciedad, elimina toxinas, colesterol.

- SEM DE CALABAZA: Omega 3 y 6 Vit A, E, reumas, artritis, diabetes, diurético, lombrices, presión arterial, colesterol, próstata, magnesio, fosforo. Evita Enfermedades respiratorias.

- SEMILLAS DE CAÑAMO: Omega 3, sistema inmunológico, estreñimiento, menopausia, mejora el rendimiento intelectual y la salud, problemas mentales (estrés, depresión, ansiedad, etc.), insomnio.

- SEM. DE GIRASOL: Vit B1, E. calcio, potasio, mag., antioxidante, cerebro, piel, osteoporosis, infartos, para deportistas, fertilidad.

- TRIGO: Manganeso, fosforo, calcio, silicio, Vit E, fibra. Reduce síndrome metabólico, piedras vejiga, alta proteína y energía, colesterol, para deportistas, piel y cabello, buena memoria, debilidad, convalecientes, nerviosismo.

- GERMEN DE TRIGO: Vit B, E, F, Omega 3, zinc, alto en proteínas, antienvejecimiento, sistema inmunológico, cansancio intelectual, cabello, uñas, piel, mucha energía, colesterol, memoria, diabetes, problemas mentales (ansiedad, depresión, bipolar, etc.).

- SALVADO DE TRIGO: Infecciones intestinales y estomacales, hígado, estreñimiento y fiebres.

- JUGO DE PASTO DE TRIGO: Vit A, B, C, y mas, alto en hierro, calcio, mag., fosforo, potasio, sodio, pie de atleta, quemaduras, soriasis, hígado, sistema inmunológico, alta presión, colon, sinusitis, obesidad, alergias, dolor de oídos, dientes, encías, heridas, canas, migraña, artritis, páncreas.

ACEITUNAS

Mejoran la memoria

Las aceitunas contienen polifenoles, unos químicos naturales que reducen el estrés oxidativo en el cerebro. Ingerir una porción diaria de aceitunas mejora la memoria en un 25% de acuerdo a las investigaciones de la Universidad de Massachussetts en Amherst.

Dan energía Una taza de aceitunas contienen 4.4 mg de hierro. El hierro ayuda en la síntesis de la carnitina, un aminoácido que transforma la grasa en energía. Además el hierro sube la hemoglobina en la sangre.

Disminuyen las arrugas El comer aceitunas mejora la apariencia de las arrugas en un 20% ya que contienen ácido oléico, el cual mantiene la piel suave y saludable. Además, las aceitunas contienen vitamina E, un excelente antioxidante para la salud de la piel.

Controlan el apetito El ingerir 10 aceitunas antes de cada comida reducen el apetito en un 22% según estudios en Italia. Los ácidos grasos monoinsaturados que contienen las aceitunas hacen la digestión más lenta y estimulan la hormona colecistoquinina, una hormona que envía mensajes al cerebro de saciedad. Además, estos ácidos también estimulan la producción de adiponectin, un químico que quema grasa por cinco horas después de ingerirse.

ACEITE DE OLIVA

El aceite de oliva tiene grasas monoinsaturadas, o sea grasas buenas. Recordemos que este tipo de grasas ayuda a reducir el **colesterol**, los **triglicéridos** y controlar la **presion arterial**.

Como si esto fuera poco, además el aceite de oliva es rico en vitaminas A, D, E y K y también ayuda a la absorción de ciertos minerales como el calcio. Incluso, muchos afirman que el aceite de oliva **previene el envejecimiento** en general.

Algunas de las maneras más simples de utilizarlo es en ensaladas o sobre pan tostado, reemplazando a la manteca, aceite de girasol o mayonesa.

Una cosa importante a tener en cuenta: si el aceite de oliva se utiliza para freír, pierde muchos de sus atributos y sus grasas se convierten en grasas malas, por lo que ¡cuidado! Es muy común creer que una fritura no es perjudicial sólo por hacerla en aceite de oliva, pero ésto no es cierto.

Para que el aceite de oliva ayude a bajar de peso, lo mejor es comerlo en crudo.

ACELGAS

Minerales: calcio, cromo, hierro, fósforo, magnesio, yodo, betocaroteno.

- Su riqueza en **fibra** la hace ideal contra el estreñimiento.

- Su bajo contenido en calorías y su capacidad saciante las hace un buen aliado en las **dietas de control de peso**, ya que además son muy nutritivas.

- Es una verdura muy **calmante** ante problemas digestivos e intestinales, ya que posee propiedades **diuréticas, laxantes y depuradoras.**

- Es beneficiosa para el **sistema inmunológico**, ya que ayuda en la formación de anticuerpos y en la producción de glóbulos rojos y blancos.

- Su contenido en **hierro**, puede ayudarnos en casos de anemia, durante el embarazo, ayuda a la buena formación del feto y en el crecimiento de los niños.

- Su efecto alcalinizante es muy importante para ayudar a remineralizarnos y a mejorar problemas de piel como el **Acné**.

- En ella encontramos uno de los alimentos que evita la formación de **cáncer**.

- **PRECAUCION:** Sólo hay que mencionar, en su contra, que contiene algo de **ácido oxálico** por lo que se debe <u>consumir con moderación en caso de cálculos renales o litiasis renal.</u>

La acelga se estropea fácilmente incluso en el refrigerador o nevera aunque aguanta unos cuatro o cinco días si la metemos dentro de un plástico sin cerrar o con agujeritos.

AGUA

El agua es la esencia de la vida y es necesario para cada célula de tu cuerpo. Aproximadamente el 60-70 por ciento de tu cuerpo está hecho de agua. Esta es, de hecho, la segunda cosa más importante que necesitas para sobrevivir, luego del oxígeno.

El agua interviene en todos los procesos de la vida individual que se lleva a cabo en tu cuerpo. Casi 2 tercios de nuestro peso corporal es agua.

- La sangre es 83% agua. Los músculos son 75% agua. El cerebro es 85% agua. Los huesos son 22% agua.

Beneficios del agua:

1. **Pérdida de peso:** El agua suprime el apetito y acelera el metabolismo. Beber un vaso de agua antes de comer ayuda a sentirse más lleno, así consumes menos calorías. Puedes reemplazar los refrescos con azúcar por agua para bajar de peso. Beber más agua también ayuda a incrementar tu metabolismo.

2. **Beneficia a los riñones:** Los riñones no pueden funcionar adecuadamente sin suficiente agua. El agua diluye las sales y minerales con las que el cuerpo forma piedras se van por la orina. Dejar de beber agua es permitir la formación de piedras en los riñones.

3. **Beneficia al cerebro:** Este depende del agua para trabajar de forma más eficaz y te ayudará a pensar mejor. Si estás teniendo un día difuso, y el cerebro no parece estar funcionandote correctamente, toma un vaso con agua. Mantén una botella de agua en tu escritorio y bebe con regularidad.

4. **Es beneficioso para el corazón:** Una cantidad adecuada de agua al día puede reducir el riesgo de enfermedades del corazón. Según un estudio realizado por el Adventist Health Study, las mujeres que beben cinco o más vasos de agua al día pueden reducir las posibilidades de enfermedades cardiacas en un 41% en comparación con las mujeres que solo beben dos vasos de agua diarios. Del mismo modo, los hombres sanos pueden reducir los riesgos de enfermedades coronarias en un 54 por ciento si beben cinco o más vasos de agua al día.

5. **Beneficia la piel:** Una piel bien hidratada se ve más radiante y más joven. El agua ayuda a hidratarla y aumenta su elasticidad. También actúa como un desintoxicante y purificador de la sangre que resulta en una **cara limpia y clara, y menos acné**.

6. **Beneficioso para el estómago:** la fibra y el agua van de la mano con una buena digestión. Cuando una persona bebe agua suficiente, el agua pasa a través del tracto digestivo sin problemas, ayudando al movimiento intestinal. Cuando usted está deshidratado, su colon se queda seco, porque el cuerpo absorbe toda el agua, por lo que es más difícil pasar residuos. **Ardor de estómago, gastritis y úlceras** también se pueden prevenir mediante la adopción de modestas cantidades de agua de forma rutinaria.

7. **Te ayuda con los calambres:** Una hidratación adecuada ayuda a mantener lubricadas las **articulaciones y los músculos**. El agua es uno de los elementos principales asociados con los calambres musculares. Así, **beber agua antes, durante y después del ejercicio puede ayudarte a prevenirlos**.

8. **Te da energía:** La causa más común de fatiga durante el día es la deshidratación leve. Incluso la deshidratación de menor importancia

puede hacerte sentir cansado, te da dolor de cabeza y te hace perder la concentración. El agua ayuda a que la sangre transporte oxígeno, y el nivel de este aumenta cuando el cuerpo está bien hidratado. Esto conduce a niveles de mayor energía. Si estás correctamente hidratado, tu corazón no tiene que trabajar tan duro para bombear la sangre por todo el cuerpo.

9. **Regula la temperatura corporal:** El agua ayuda a regular la temperatura de tu cuerpo, especialmente durante el ejercicio, cuando empiezas a sudar. A medida que el sudor se evapora, el cuerpo se enfría. Demasiada pérdida de agua como parte de la sudoración puede aumentar el riesgo de agotamiento por calor. Por lo tanto, es necesario que te mantenga hidratado durante el ejercicio para un buen rendimiento.

10. **Es vital durante el embarazo:** Las mujeres embarazadas necesitan más agua para responder a su mayor producción de sangre y apoyar al bebé en crecimiento. Además, al amamantar a su bebé, la mujer debe beber más agua, porque dar de lactar pone a la madre sedienta y podría deshidratarse.

Así pues, toma mucha agua durante el día para tener un buen estado físico y mental.

AGUACATE

Vitaminas y minerales del aguacate: Mucha vitamina E, además contiene A, B1, B2, B3, B6, D, así como un poco de vitamina C. *Minerales:* Potasio, hierro, magnesio y fósforo. Riboflavina, Niacina, Biotina y Ácido fólico.

Son muchos los beneficios que el consumo del aguacate puede aportar a nuestro organismo ya que es muy rico en vitaminas, ácidos, aminoácidos y minerales.

- Previene el aumento de **colesterol.**

- **Revitaliza el sistema inmunológico.**

- **Mejora la visión.**

- Su consumo esta indicado para personas **diabéticas,** pues es un equilibrante del azúcar en sangre.

- Es aconsejable consumirlo **durante el embarazo**.

- Es un gran antioxidante pues es muy rico en vitamina E.

- Ayuda a prevenir la **arteriosclerosis.**

- **Estimula la producción de colágeno.**

- **Combate el envejecimiento.**

- Al ser rico en vitamina D ayuda a la absorción de calcio y fósforo.

- Ayuda a prevenir **enfermedades cardiovasculares**.

Uso externo del aguacate: No solo comiéndolo podemos aprovechar las propiedades del aguacate, también podemos usarlo en forma de mascarillas, champú y aceites.

Aplicándolo sobre nuestra piel podemos combatir **eczemas y dermatitis**.

Su aceite es ideal para dar masajes e incluso nos ayudará **a combatir dolores producidos por la artritis.** También podemos aplicarlo sobre **el cabello**, ayudará a devolverle su brillo natural y lucirá esplendido.

Los ácidos grasos que componen el aguacate son, en su mayoría, mono y poliinsaturados; también es rico en aminoácidos esenciales necesarios para que nuestro organismo sintetice las proteínas. Las proteínas del aguacate pueden sustituir a las proteínas contenidas en carne, huevos y queso, y son mucho más fáciles de digerir. Si padeces de sobrepeso debes consumir el aguacate de forma moderada.

AJO

El ajo posee *vitaminas del complejo B*, así como vitamina C, vitamina A y vitamina E, en cantidades más reducidas. Debido al **contenido en vitaminas del ajo**, puede ayudar a suplir *carencias vitamínicas* y además, tiene un leve efecto antioxidante.

El ajo contiene minerales como el calcio, fósforo, potasio y magnesio. Es quizás el remedio natural con mayores propiedades medicinales demostradas experimentalmente: Efecto hipotensor a dosis altas, fluidificante de la sangre muy utilizado por personas que han **padecido trombosis, embolias o accidentes vasculares, hipolipemiante disminuye el colesterol LDL,** es decir el nocivo para el cuerpo, antibiótico y antiséptico general, estimulante de las defensas, vermífugo, callicida... El ajo, es considerado, uno de los vegetales curativos, más importantes. El ajo, ayuda a **prevenir y curar todas las enfermedades de las vías respiratorias.**

Se utiliza **para eliminar parásitos** y en estos casos el jugo del ajo es uno de los mejores remedios, y aún en las especies difíciles de expulsar, se obtienen resultados sorprendentes. Ayuda a quienes padecen de **ácido úrico** y actúa como protector en la **calcificación de las arterias.** Previene y **la hipertensión mala circulación**, ya que tiene una acción hipotensora. Es estimulante, **diurético y expectorante**. El ajo ayuda a eliminar los viejos residuos que van quedando en el organismo, sus enzimas favorecen una buena síntesis de los ácidos grasos, ayudando a bajar el colesterol malo o LDL.

Investigadores de Israel descubrieron recientemente que el ajo no solo puede prevenir el aumento de peso, sino que también podría causar **pérdida de peso**. La clave está en un compuesto llamado alicina, responsable también su olor acre. El ensayo descubrió que el fuerte olor del ajo **estimula el centro de saciedad del cerebro, reduciendo la sensación de hambre**. También estimula el sistema nervioso para liberar hormonas como la adrenalina, que a su vez aceleran la tasa metabólica haciendo que el cuerpo queme más calorías.

Tiene un alto contenido de fósforo y de azufre, por eso se destaca como un sedante especial para **los nervios**. Aconsejan comerlo crudo ya que cocido pierde más del 90% de su efectividad. El ajo produce mal aliento y transpiración desagradable, sólo por un corto período de tiempo, es decir mientras se expulsan las toxinas acumuladas en el organismo, una vez liberadas éstas, ya no se despide mal olor, ni en el aliento, ni en la transpiración, ni siquiera en la orina y las deposiciones. Esto es debido a que ese olor desagradable que se atribuyen a los ajos, no es debido a los ajos propiamente dicho, sino a las toxinas acumuladas en el organismo que, al combinarse con los activos principios eliminadores del ajo, despiden ese olor desagradable.

Esto se puede entender fácilmente con este ejemplo. Una persona que practica una alimentación sana y natural, donde el ajo ocupa un lugar preferencial, no desprende ese olor tan desagradable que se le atribuye al ajo, pero sí ocurre esto, en aquellas personas que comen ajo, pero a su vez continúan una mala alimentación, en base a alimentos ricos en grasas, embutidos, bebidas alcohólicas, etc. En estos casos lo que sucede, es que el ajo continua constantemente, eliminando toxinas, producidas por la mala alimentación, y es justamente, la constante eliminación de estas sustancias, la que producen ese olor desagradable, no el ajo.

Podemos comenzar para acostumbrarnos, con uno o dos dientes de ajo, que lo podemos acompañar con un pedazo de pan, masticándolos bien. Luego, de a poco, aumentaremos hasta llegar a cuatro o cinco. La cantidad depende de la tolerancia de cada persona, hay quienes llegar a comer hasta una cabeza entera sin molestias y con grandes resultados.

En casos de **reuma,** da excelentes resultados, crudo, rallado, aplastado o picado, lo ponemos en una taza con un caldo de verduras, y lo tomamos media hora antes de las comidas. Es muy recomendable como **desinfectante, por lo tanto en caso de picarnos algún insecto extraño,** podemos frotarnos con ajo crudo.

Y para finalizar, diremos, que el órgano que más se beneficia con el ajo crudo, es el corazón. Si tenemos en cuenta, que el ajo, es el gran purificador de la sangre, sacaremos como consecuencia que también es el gran **fortalecedor del corazón**, un **remedio contra las heridas.**

Una mezcla semejante, pero con ajo cocido al horno, ablanda las **callosidades dolorosas.** Si se hierve con leche (previamente pelado sin mantequilla), su efecto es positivo en los casos **de eccemas, tiñas y verrugas.** Para estos casos basta aplicarse un diente de ajo recién cortado, ah! y para quienes corren riesgos de **calvicie o pérdida del cabello,** los masajes con jugo de ajo en el cuero cabelludo, afirman el pelo.

En casos de **hipertensión y arteriosclerosis,** basta con comer dos o tres dientes de ajo todos los días; ensanchan los vasos sanguíneos, lo que **ahorra jaquecas, vértigos, insomnios.** Su consumo es indispensable para las personas de ocupación sedentarias, en particular **para las que realizan trabajos intelectuales, porque estimula el funcionamiento del cerebro, el corazón y las glándulas sexuales.**

Igualmente, una inhalación de ajo triturado **cura la gripe, las anginas y catarros** en sus etapas iniciales. Este mismo tratamiento es utilizado en casos más serios como la **tosferina, la pulmonía, inflamaciones de los oídos y de la mucosa de los ojos.** Su uso más común es agregárselo a las comidas y esto alivia **enfermedades gastrointestinales infecciosas, colitis, bronquitis y en general cualquier problema inflamatorio.**

Ajos y cebollas: Hace 3.500 años los egipcios ya conocían las propiedades del ajo para **el tratamiento de tumores.** Estudios realizados en China, Holanda e Italia han mostrado el importante papel que tiene el ajo y su familia (cebollas) en **la prevención de cánceres del tubo digestivo (esófago, estómago y colon).** Los individuos que consumían mayor cantidad de ajo y cebollas tenían tres veces menos posibilidades de presentar cáncer de estómago que los que consumían poca cantidad. En Francia un estudio mostró que el mayor consumo de ajo y cebolla, se asociaba con una menor incidencia de cáncer de mama.

La medicina popular hace tiempo que conoce un remedio muy eficaz contra **la gota, el reumatismo, los cálculos renales y en la vejiga;** se trituran cinco bulbos de ajo y se deja reposar en 500 gramos de vodka en temperatura ambiente durante ocho o diez días. Se toma media cucharadita tres veces al día.

Aquel desagradable olor saliendo por los poros es lo que viene después del ajo, debido a los componentes de azufre que tiene y que puede provocar mal aliento después de haberlo comido. Pero tranquilo (a) que hay soluciones caseras para combatir tales plagas.

Para empezar, luego de un banquete "ajiento" usted puede elegir entre las siguientes opciones, a saber: beber zumo de limón recién exprimido, morder perejil, tomarse una cucharada de miel si se le hace mas fácil o por último beber un vaso de leche o de vino tinto.

- **Estimula las mucosas gastrointestinales** provocando un aumento de las secreciones digestivas y de la bilis.

- **Es diurético**.

- Aumenta las secreciones bronquiales, por lo que se dice que es **expectorante, desinfectante y descongestionante**.

- Su consumo frecuente provoca vasodilatación (aumento del diámetro de pequeños vasos sanguíneos; arteriolas y capilares) lo que hace que la sangre fluya con mayor facilidad y que disminuya la presión sanguínea.

- Por todo ello, el consumo habitual de ajo es muy recomendable en caso de **parasitosis intestinales, cualquier proceso infeccioso y para aquellas personas que tienen hipertensión y riesgo cardiovascular**.

PRECAUCIONES: No consumirlo cuando se sufre de inflamaciones de los riñones. El uso de ajo en altas dosis, ya sea crudo o en extractos, está desaconsejado **en hemorragias traumáticas ó menstruales. Así mismo se desaconseja su uso durante el embarazo.**

AJONJOLI (SESAMO)

Aconsejable durante el **embarazo y la menopausia** por su gran aporte en Calcio.

La presencia de Omega 3 y 6 en la semilla del ajonjolí, previene el **agotamiento mental y físico, previene la perdida de memoria y previene la impotencia masculina.** También ayuda con el **estrés, la depresión, el insomnio,** y otros problemas del sistema nervioso. Al consumir grasas ricas en Omega-3 se produce colecistoquinina, **hormona que envía señales de saciedad al cerebro y nos ayudan a perder peso**

- Colabora a la mejoría ante la rigidez de las **articulaciones.**

- Las semillas de ajonjolí se recomiendan en periodos **de debilidad o anemia** por su contenido en Hierro.

- Previene la **infertilidad masculina** por su aporte en Zinc.

- En la medicina china es utilizado para lubricar el **corazón, el hígado, los riñones, el páncreas y los pulmones.**

- Su aporte en lecitina (supera en cantidad a la soya) ayuda a reducir y controlar los niveles **de colesterol.**

- Las semillas de sésamo están muy equilibradas a nivel de Sodio y Potasio, con lo cual nos ayudan a tener un buen equilibrio hídrico.

- por 100 g. crudos 598 Calorías. 20 g. de Proteínas 58 g. de grasas saludables (insaturadas) 670 mg. de Calcio. 10 mg. de Hierro 5 mg. de Zinc.

- Su contenido en hierro, fósforo, magnesio, cobre y cromo lo convierten en un complemento mineralizante.

- Las semillas de ajonjolí también nos ofrecen vitaminas del grupo B y E.

Las semillas de sésamo o ajonjolí, son de varios colores (amarillas, negras, blancas, grisáceas y rojizas).

ALCACHOFA

La alcachofa ha estado desde siempre considerada un alimento muy sano para la salud. Estudios recientes ha demostrado que este alimento es una auténtica " medicina natural para el hígado". La razón de esta propiedad hay que buscarla en uno de sus principales componentes: la cinarina. Este componente posee propiedades coleréticas, es decir **produce la producción de bilis por el hígado**. Al aumentar la bilis favorece la digestión de los alimentos e impide la aparición de una serie de trastornos relacionados con una mala digestión relacionada con un mal funcionamiento del hígado: pesadez, acidez intestinal, gases, etc.

El incremento de la bilis contribuye, no solamente a una mayor digestión de los alimentos, sino a un descenso de los niveles de colesterol al facilitar su expulsión del organismo y reducir los niveles de producción del mismo en el hígado. (La cinarina se aplica como suplemento para el tratamiento del colesterol, resultando un método alternativo a los fármacos tradicionales muy eficaz). Todo esto conlleva una **descongestión del hígado y la prevención de enfermedades de este órgano, como la hepatitis o la insuficiencia hepática** producción de jugos biliares. **Al estimular la producción de la vesícula biliar, además de mejorar la digestión de los alimentos, reduce el trabajo del hígado y drena la vesícula por lo que previene la formación de piedras biliares.**

La alcachofa es un alimento rico en componentes diuréticos, es decir capaces de eliminar líquidos del organismo. Su riqueza en ácidos (Ácidos clorogénico, ascórbico y cafeico principalmente) junto con su contenido en cinarina y minerales (especialmente rica en potasio y con un buen contenido en magnesio y calcio) convierten a este alimento en uno de los principales recursos para aumentar la orina. Esta propiedad puede ser utilizada en numerosas situaciones en que resulta conveniente incrementar la diuresis: **detención de líquidos, obesidad, reumatismo, hipertensión arterial, piedras en los riñones, exceso de ácido úrico, hinchazón durante el síndrome premenstrual, etc.**

Dentro del apartado del tratamiento de la obesidad, se ha de tener en cuenta que este alimento posee muy pocas calorías y un porcentaje muy elevado en agua. Su riqueza en potasio compensa su elevado contenido en sodio. Además, es rica en fibras lo que **produce una gran saciedad** y evita tener que ingerir otros alimentos mucho más calóricos, mucho menos recomendables para las personas que desean perder peso.

La alcachofa es un alimento muy recomendado para las personas con **diabetes**. Contiene un polisacárido denominado inulina que ayuda a rebajar los niveles de azúcar de la sangre. Este componente es muy habitual en las plantas de la familia de las compuestas. De hecho, a partir de la inulina obtenida de la achicoria y otros vegetales, como la cebolla o el ajo, se produce fructosa para el consumo humano. Es importante destacar que este componente, además de la reducción del nivel de glucemia en la sangre, contribuye a disminuir el nivel de colesterol, favorece la absorción del calcio por lo que previene la **osteoporosis, aumenta el transito intestinal con lo que previene el estreñimiento, y previene la aparición de cáncer de colon y el cáncer de mama.**

Además del magnesio, ya comentado anteriormente, la alcachofa es rica en hierro cuya deficiencia es responsable de la anemia o cuya ingestión mejora algunos trastornos como el síndrome de las piernas inquietas.

La alcachofa contiene cifras respetables de vitamina B, pero es especialmente interesante su contenido en vitamina B 3 (Niacina), necesaria, entre otras funciones, de la transformación de los hidratos de carbono en energía y el buen mantenimiento del sistema nervioso. Comer alcachofas ayudara a aprovechar mejor los alimentos Una buena combinación cuando se come mucho es añadir unas alcachofas asadas dado que estas ayudan a digerir mejor los alimentos). Al mismo tiempo puede remediar o evitar la aparición de enfermedades **como nerviosismo, ansiedad, depresión, o insomnio.** No debemos olvidar que la niacina ayuda a estabilizar los niveles de azúcar en la sangre y mejora la circulación.

ALFALFA

Esta maravillosa hierba posee altos contenidos proteínicos y minerales, es rica en ocho enzimas esenciales para nuestro cuerpo como son las siguientes: Lipasa, Amilasa, Coagulasa, Emulsina, Invertasa, Peroxidasa, Pectinasa y

Protasa. Estas 8 enzimas esenciales contenidas en la alfalfa hacen que esta hierba sea beneficiosa para la digestión de las cuatro clases de alimentos como son: proteínas, grasas, almidones, y azucares. Tiene un alto contenido de clorofila, minerales y vitaminas.

Se ha dicho que la Alfalfa permite la asimilación más rápida de los nutrientes contenidos en las hierbas, por esto es que se usa en diferentes combinaciones herbaceas y formulas vitamínicas. También se ha escrito acerca de que su alto contenido de flúor natural hace que esta hierba pueda ayudar a **la prevención de caries dentales** si es usada regularmente.

Entre las enfermedades que han tenido gran mejoría usando la alfalfa se encuentran las siguientes: **Acné, artritis, bursitis, diabetes, mala digestión, gota, mal aliento, purificación de la sangre, resfríos, riñones, ulceras**, y otras varias.

La alta concentración de vitamina K que se encuentra en la alfalfa tiene propiedades **antibacterianas y antitumoral**, ayuda en problemas intestinales, tiene propiedades **antibióticas**, tiene **acción antitumoral.** La Alfalfa puede funcionar como un constructor fuerte **del sistema inmunológico, cuerpo saludable y huesos fuertes. Reduce el colesterol, prevención natural de golpe de corazón, reduce el dolor de artritis.** Ayuda en purificar **la sangre e impurezas en el hígado**, ayuda a revitalizar los sistemas **digestivos, glandulares y urinarios**, ayuda en bajar el nivel de azúcar en la sangre, por lo tanto, se considera como uno de los mejores recursos naturales de la **diabetes.**

Composición química de la alfalfa: Está formada por hidratos de carbono, proteínas y grasas. Posee un alto contenido en fibra. Contiene minerales como: sodio, magnesio, cobre, molibdeno, hierro, magnesio, manganeso, níquel, zinc. Posee vitaminas como: Vitamina C, D, K, E, B12, riboflaina, tiamina, ácido pantoteico, ácido fólico, biotina, piridoxina. Contiene sustancias hormonales con actividad estrogénica como geninsteína, biocamina A y cumestrol. Gracias a estas sustancias la alfalfa puede ser de gran utilidad en el tratamiento para la **menopausia** (por la ausencia o disminución de estrógenos) y de esta forma ayudar a prevenir menopausia y **sobrepeso.** Contiene enzimas digestivas como la emulsina, invertasa, peroxidada, pectinasa, proteasa, lipasa; que ayudan a mejorar la digestión.

La alfalfa tiene más calcio y proteínas que la carne, la leche o los huevos. También contiene todos los nutrientes y vitaminas que el cuerpo humano necesita y mucha fibra con propiedades anticolesterolémicas.

Por su alto contenido en fibra, llega al estómago permaneciendo mayor tiempo en él produciendo **sensación de saciedad y quitando el hambre.**

Mejora la motilidad intestinal, por su contenido en fibra. Según evidencia científica, es **desintoxicante,** ya que actúa como barrido de sustancias como el exceso de **colesterol, triglicéridos, acido úrico,** etc.

Alfalfa es una fuente natural de vitamina A, C y E, y también contiene minerales de zinc. Estas vitaminas y zinc ayuda a derretir la piedra de riñón; por lo tanto, se recomienda alfalfa extracto o brotes de alfalfa para consumir regularmente para los pacientes **de piedra de riñón** afectado.

El consumo de jugo de alfalfa en cantidad igual con lechuga y jugo de zanahoria es enormemente útil para el **crecimiento de cabello nuevo y así evita calvicie de forma natural.**

La alfalfa puedes consumirla de diferentes formas: Brotes o germinados de alfalfa en ensaladas. Zumo de germinados de alfalfa, combinados con otras verduras. En infusiones o tés.

PRECAUCION: Es peligroso para consumir alfalfa durante el embarazo. La alfalfa es muy bien tolerada en términos generales, sólo en raras ocasiones puede causar malestares como gases o diarrea. No la consumas si padeces de alergia a las leguminosas.

ALGAS

Las algas se han valorizado bajo la influencia de las dietas macrobióticas, las algas mas conocidas para la alimentación son las japonés pero existen otras que se dan en el atlántico de gran demanda como el sabroso espagueti de mar, el musgo de Irlanda y el fucus.

Hasta hoy se conocen más de 24.000 especies de algas, pero sólo un reducido número se utilizan para la alimentación humana o con fines medicinales.

Las algas poseen el pigmento verde llamado clorofila y son capaces de producir su propio alimento mediante la fotosíntesis necesitando de luz solar para desarrollarse.

Estas saludables verduras marinas tienen diversas sustancias coloradas que cumplen con la tarea de capturar la energía luminosa y aprovecharla por medio de reacciones fotoquímicas. Esto hace que las algas no sólo sean un **importante alimento para el metabolismo** de nuestro organismo, sino también sobre nuestro **metabolismo de luz**. A pesar que las algas se dan bajo el agua son ricas en energía solar, y algunas almacenan energía luminosa (biofotone) que se transmiten a las células expresándose mediante una sensación de **vitalidad y bienestar.**

Propiedades dietéticas de las algas: Las algas son uno de los alimentos con más alto contenido en sales minerales y oligoelementos. Ricas **en yodo, hierro** (100 gramos de algas nos dan el doble de hierro que cien gramos de lentejas) **magnesio, cobalto, calcio, fósforo y potasio**. Por ejemplo con 100 gramos de alga Hiziki aportamos 1400 mg. de calcio contra los 100 mg. que entrega la leche. Oligoelementos como el zinc necesario para la correcta secreción y asimilación de la insulina, el hierro y el cobalto, encargados de evitar la anemia, o el silicio y el calcio, imprescindibles para fortificar los huesos, uñas, piel y cabello se encuentran presentes en las algas.

La riqueza en clorofila de las algas: Las más ricas son la espirulina y el alga azul Klamath. La clorofila activa las enzimas del cuerpo que intervienen en la asimilación de los nutrientes para transformarlos en energía; ayuda **a purificar la sangre e incrementar la formación de hemoglobina, evita la contracción de los vasos sanguíneos y aumenta el rendimiento muscular y nervioso.**

Algas para adelgazar: Las algas aumentan de tamaño al entrar en contacto con agua, su medio natural, produciendo un efecto saciante y por otro debido a su gran aporte de yodo (las algas marinas son alimentos cinco veces más ricas en yodo que el agua de mar) regulan el funcionamiento de la glándula tiroides responsable de que se quemen los hidratos de carbono que ingerimos y no se conviertan en llantitas o exceso de peso. Las propiedades adelgazantes de las algas también se debe a que aportan mucílago (sobretodo el musgo de Irlanda y el agar-agar) un tipo de fibra que estimula el buen funcionamiento del intestino grueso permitiendo una buena eliminación diaria de los residuos, requisito indispensable para eliminar el exceso de peso.

¿Cómo utilizar las algas para que nos ayuden a adelgazar?

Una alimentación basada fundamentalmente en ensaladas, frutas y cereales integrales y la práctica regular de ejercicio físico son las verdaderas bases para la reducción de peso y grasa corporal. Las algas son buenas coadyuvantes gracias al contenido en fenilananina, un aminoácido que suprime el estímulo nervioso del apetito en el cerebro que junto al aporte de yodo, minerales y enzimas nos ayudan a **acelerar el proceso metabólico de reducción de peso y toxinas.** El alga Kelp y el alga fucus se pueden consumir en comprimidos o cápsulas de 30 a 60 minutos antes de las comidas principales con unos o dos vasos de agua para actuar contra **la obesidad.**

Contienen Cianocobalamina o B12 lo que descarta que esta vitamina de la familia del grupo B no se encuentre presente en el mundo vegetal. El alga Nori y la Espirulina son las más ricas en esta esencial vitamina hidrosoluble tan fundamental en la síntesis del ADN, la formación de los glóbulos rojos y células de las paredes del estómago. Esto es especialmente importante para vegetarianos.

Son una fuente de proteínas vegetales inigualable por aportar todos los aminoácidos esenciales en una proporción adecuada y con un coeficiente de digestibilidad de hasta un 95% (al lado del de la carne de un 20% o de la soja de un 35%). Además no contienen colesterol, grasas saturadas, residuos de antibióticos, pesticidas ni hormonas de síntesis como ocurre con las proteínas de la carne.

Mayor porcentaje de vitamina E que el germen de trigo y uno de los alimentos más ricos en provitamina A o betacarotenos. Hay que añadir además que las algas contienen ácidos linoléicos y alfa linoléicos. Esta especial sinergia de vitaminas de las algas actúa contra el **envejecimiento, protege la piel y las mucosas de los radicales libres,** sin ningún riesgo de hipervitaminosis, pues el betacaroteno o precursor de la vitamina A es completamente atóxico.

¿Quién debe consumir con moderación las algas de agua salada?

Debida a la alta composición de las algas marinas en yodo es necesario evitar su consumo en personas que sufren hipertiroidismo, se les haya extirpado la glándula tiroides o sean muy delgadas y nerviosas. Algunas algas contienen un alto porcentaje de sodio por lo **que no conviene su abuso a personas con tendencia a la hipertensión**. En todos estos casos son más aconsejables las algas de agua dulce como la Klamath, la Espirulina o la Chlorella.

ALMENDRAS

Existen dos clases de almendras: dulces y amargas; las amargas por su contenido, son tóxicas para el organismo, por lo que no se deben consumir. Las almendras dulces que son las comestibles, contienen: **agua, proteínas, grasas, hidratos de carbono y celulosa; vitaminas B1, B2, PP, C, A, D y E; calcio, fósforo, hierro, potasio, sodio, magnesio, azufre, cloro, manganeso, cobre y zinc. Contienen, además, los ocho aminoácidos esenciales.**

Las almendras y el adelgazamiento: Un buen puñado de **almendras**, repleta de grasas benéficas es capaz de reducir el peso. Esto lo demuestra un estudio: En seis meses, las personas que adoptaron a diario 84 gramos de este fruto oleaginoso (cerca de 70 unidades) redujeron 18% del peso y 14% de la medida en la cintura. El **colesterol** malo (LDL) también disminuyó 15% y los triglicéridos, 29%. El grupo que se deleitó con las **almendras** perdió también 56% más de grasa corporal en comparación con el grupo que ingirió el mismo número de calorías en forma de carbohidratos complejos, que están en los cereales integrales, en el arroz, en los panes, en las masas y en las patatas.

Además de las fibras, que alejan el apetito por más tiempo, la **almendra** contiene Omega-3, grasas buenas que ayudan a estimular las hormonas de la saciedad.

A continuación, los 55 Beneficios del omega 3. Éstas son las dolencias de salud que se mejoran o que se pueden prevenir: Estabilizan el **metabolismo, Acné**, Alto nivel **de triglicéridos, Angina** inestable, **Artritis, Artritis reumatoide, articulaciones, Asma, Ataques al corazón, Aterosclerosis, Autismo, Cáncer cervical, de mama, de próstata, Cáncer e hígado** graso, Todos **los cánceres**, Malas Metástasis de cáncer, Coágulos de sangre-anti trombótico, **Colesterol HDL** bajo, mejor control de **inflamación,** Degeneración Macular-Daño a la retina-Ceguera, **Mala visión, Diabetes tipo 2,** Disfunción **Endotelial,** Enfermedad de **Alzheimer, Envejecimiento** acelerado, **Gota, Hipertensión** , Inflamación general-indicador importante de envejecimiento**, Lupus**, Mala **memoria,** Muerte repentina- **arritmia, Nacimientos prematuros, Osteoporosis, Quemadura del sol-cáncer de piel**, Repetición de **ataques del corazón, Resfriados, gripas**, Restenosis de angioplastia y de cirugía abierta **del corazón, Síndrome del ojo seco, Soriasis**, Subdesarrollo **cerebral del neonato, Tensión arterial alta**, Uñas, pelo y piel malas, Desorden **bipolar,** Cociente de **inteligencia bajo** en niños, **Demencia, Depresión, Depresión postpartum, Mal genio del niño, Mala concentración, Declinación mental, Agresión, comportamiento antisocial, El desorden de déficit de atención-ADD y ADHD.**

También es riquísima en vitamina E, que regula las hormonas sexuales tanto en el hombre como en la mujer. Y por gracias a eso, la almendra facilita la formación de masa magra. Y cuanto más masa magra, mayor es la quema de grasas.

Este fruto seco es una de las pocas fuentes de proteínas vegetales que contiene arginina, un aminoácido esencial para los niños. A pesar de su aspecto seco y homogéneo, la almendra posee una cantidad notable de fibra soluble (10%). Es ideal para estimular los movimientos intestinales y para conferir **sensación de saciedad.**

La almendra es también rica en proteínas (19 g/100 g), cantidad similar a la de la carne. Por ello en las dietas vegetarianas las almendras y los frutos secos en general tienen una gran importancia. El contenido en **hierro** es otra de las virtudes de este delicioso fruto seco. 50 gramos de almendras aportan una dosis de hierro muy similar a la de las espinacas, claro que éstas son 30 veces menos calóricas.

Tienen un 52% de grasas. De ellas, dos terceras partes corresponden a ácido oleico. Esto quiere decir que comer almendras es muy parecido a tomar aceite de oliva desde el punto de vista cardiovascular. Tanto es así, que se ha demostrado que en comunidades en que se consumen dosis altas de frutos secos, la incidencia de **enfermedades cardiovasculares** es menor. Otro punto a tener en cuenta es su contenido en ácido linoleico (omega-6), ácido graso esencial para el organismo que éste no sintetiza y que le es necesario obtener de la dieta.

La almendra **y el crecimiento:** Las almendras por la serie de elementos esenciales que tienen para nuestro organismo, hacen que su consumo sea adecuado en condiciones de crecimiento, siendo un buen complemento de la dieta.

La almendra y el **envejecimiento:** La almendra es uno de los frutos secos con mayor aporte de vitamina E, una vitamina cuya ingesta a menudo está por debajo de lo que sería recomendable y que ejerce un valioso papel **antioxidante.** 50 g diarios de almendras crudas cubren las necesidades por día de esta vitamina.

La almendra y **la diabetes**: El control de la dieta es esencial en los diabéticos que no dependen de insulina. La almendra puede formar parte de la alimentación de un diabético. Por una parte, se sabe que la asociación de la fibra con los azúcares provoca una disminución en la velocidad de absorción de la glucosa. La almendra y **el cáncer:** Las almendras presentan un elevado contenido de fibra, elemento que, entre otras ventajas, permite aumentar el volumen de los excrementos y **diluir así el ácido biliar, lípidos y esteroles, haciendo que disminuya el riesgo cancerígeno de éstos en el colon.**

La almendra: una "aspirina" natural: Considerada "remedio de todos los males", **para el dolor de cabeza.** La alternativa natural a este producto consiste en comer un puñado de almendras, aunque sus efectos sean más lentos. Además, por su alto valor calórico y proteínico, las almendras ayudan a la regeneración **del sistema nervioso y son un buen antiséptico intestinal.** Las almendras son una fuente de fenilalanina, **sustancia que ayuda al cerebro** a producir dopamina, adrenalina y noradrenalina. Gran aliado **antidepresivos.**

La dosis recomendada: Los expertos están de acuerdo en que una dosis recomendable de almendras para una persona sana es de unos 25 g al día (20 unidades), estando especialmente recomendada a niños, por su riqueza en **calcio y proteínas**; a vegetarianos, por su aporte en hierro y proteínas; y a personas con **hipercolesterolemia, osteoporosis, déficit de peso, diabetes e intolerantes a la lactosa.**

Leche de Almendras (Leche vegetal): **Para las embarazadas, lactantes, para combatir las enfermedades nerviosas, la desnutrición, la debilidad, la anemia.**

Preparación: Tomar de 7 a 18 almendras (según la cantidad de leche que se quiera preparar), se dejan remojando en agua fría, de la noche a la mañana siguiente; se les quita la piel, se licuan y se cuelan; se toma lentamente y al clima, pues el calor destruye los valores nutritivos, "por lo tanto no debe hervirse". **En resfríos o gripe** esta bebida favorece la eliminación de toxinas.

ALPISTE

Las investigaciones realizadas han descubierto que el alpiste tiene una proteína muy poderosa, con unos aminoácidos estables y de gran eficacia alimentaria. Las proteínas que contiene el alpiste son de una gran calidad. Unas seis cucharadas de alpiste contienen más proteína que dos kilos de carne y de más fácil asimilación.

El alpiste tiene una gran cantidad de enzimas y antioxidantes que hacen su consumo muy aconsejable. Los beneficios del alpiste son muy amplios y de gran eficacia:

- Es un potente antioxidante, ayuda a **retrasar el envejecimiento.**

- Muy alto contenido en proteínas vegetales.

- El alpiste ayuda a **reducir el colesterol.**

- Sus enzimas ayudan a desinflamar los órganos internos: **riñón, hígado y el páncreas**.

- Su consumo es recomendable en casos de **diabetes.**

- **Previene la arteriosclerosis.**

- Es muy rico en lipasa, enzima que ayuda a la eliminación de grasas, por lo que es muy recomendable para luchar contra **la obesidad y la celulitis**.

- Aconsejable su consumo en caso de **gota, edemas y úlceras de estómago**.

- Muy bueno para ayudar a **eliminar líquidos.**

- Muy refrescante.

- El alpiste es un gran diurético.

- Ideal en la lucha contra **la hipertensión.**

- Indicado en afecciones de **riñón y de vejiga**.

- Buen aperitivo.

- Tiene propiedades emolientes.

- El alpiste aporta tono muscular.

- **(por cada 100 g.)** 13 g. de proteínas.

Como consumir el alpiste: Podemos tomar las semillas de alpiste en ensaladas, en sopas y aderezos y también puedes preparar una rica leche de alpiste.

Receta de leche de alpiste: Ponemos a remojo cinco cucharadas soperas de alpiste durante toda la noche. Por la mañana le quitamos el agua y licuamos las semillas. Añadiremos a las semillas licuadas, un litro de agua hervida y fría, a continuación lo colaremos y listo para tomar.

Debemos tomar un vaso en ayunas y otro antes de ir a dormir. Los resultados nos asombrarán. La hipertensión y el colesterol mejoran muchísimo con este tratamiento a base de alpiste. La mayoría de personas sólo conoce el alpiste como alimento destinado a los pájaros. El alpiste, para consumo humano, se vende en herbolarios.

ALUBIAS

Las propiedades nutricionales de todas las alubias son similares entre sí. La diferencia principal entre las alubias blancas y los demás tipos de alubias es su facilidad de digestión: muchas personas que sufren dispepsias al consumir alubias toleran bien las alubias blancas. El motivo es su piel, principal fuente de fibra de las legumbres, mucho más digestiva en el caso del haba blanca. Entre las propiedades nutricionales de la alubia blanca cabe destacar su contenido en hierro, superior al de las míticas lentejas. Aportan además gran cantidad de vitaminas del grupo B, lo que junto con el hierro las convierten en un alimento preventivo y paliativo de diferentes tipos **de anemias**.

Los hidratos de carbono de las alubias blancas, y de las legumbres en general, son de asimilación lenta. Esto es de vital importancia **para los diabéticos**, quienes pueden consumir el producto sin ningún temor, como para las personas con la curva de la glucosa invertida (presentan bajadas bruscas de glucosa si no cuidan el tipo de hidratos que consumen).

Las alubias poseen tanto fibra soluble como insoluble. La fibra soluble **ayuda a reducir los niveles de colesterol y triglicéridos en sangre**, mientras la fibra soluble regula el tránsito intestinal, en especial la fibra de las legumbres **combate el estreñimiento**.

Las propiedades nutricionales de la alubia blanca se completan con un excelente aporte de potasio, antiedematoso y moderador de la tensión arterial, fósforo, indispensable para la memoria y el sistema nervioso en general, y magnesio, otro mineral que regular el correcto funcionamiento del sistema nervioso y combate la fatiga.

En contra de la creencia popular, **el aporte calórico de la alubia blanca es bajo** y apropiado para **perder peso**. Por el efecto saciante de su aporte en fibra se consume poca cantidad del producto de cada vez y casi no aporta grasa. Proteínas: 21,4.

Las judías blancas, al ser un alimento rico en potasio, ayuda a una buena circulación, regulando la presión arterial por lo que es un alimento beneficioso para personas que sufren **hipertensión**. El potasio que contiene este alimento ayuda a regular los fluidos corporales y puede ayudar a prevenir **enfermedades reumáticas o artritis**.

Tomar judías blancas, también ayuda **a controlar la obesidad**. Además es recomendable para mejorar el control de la glucemia en personas con diabetes, reducir el colesterol **y prevenir el cáncer de colon**.

Las judías blancas, al ser un alimento rico en fósforo, ayudan a mantener nuestros huesos y dientes sanos así como una piel equilibrada ya que ayuda a mantener su PH natural. Por su alto contenido en fósforo este alimento ayuda a tener una mayor resistencia física. Este mineral, contribuye también a mejorar las **funciones biológicas del cerebro**.

Por su alto contenido en vitamina B1, el consumo de las judías blancas, **ayuda a superar el estrés y la depresión.** Los alimentos ricos en vitamina B1 o tiamina, como este alimento son muy recomendables en periodos de **embarazo o lactancia** y también después de operaciones o durante periodos de convalecencia, debido a que en estos periodos hay un mayor desgaste de esta vitamina.

El ácido fólico o vitamina B9 de las judías blancas, hace de este un alimento muy recomendable para su consumo en etapas de embarazo o de lactancia. Este alimento también puede ayudar a combatir los efectos perjudiciales de ciertos medicamentos que absorben la vitamina B9 y puede ayudar a personas alcohólicas o fumadores, pues estos hábitos, ocasionan una mala absorción del ácido fólico.

AMARANTO

- El Amaranto es una maravilla ya que se aprovecha todo: el grano y la planta en si, como verdura o forraje para los animales.

- La semilla tiene un alto contenido de proteínas, vitaminas y minerales que nos ayudan a crecer sanos y fuertes. Es por ello un alimento muy interesante para los niños.

- El Amaranto es ideal en **Anemias y desnutrición** ya que es un alimento rico **en Hierro, proteínas, vitaminas y minerales.**

- Es un alimento a tener en cuenta en la **Osteoporosis** ya que contiene calcio y magnesio.

- El Amaranto es una planta con mucho futuro ya que aparte de su interés nutricional también se puede aprovechar en la elaboración de cosméticos, colorantes e incluso plásticos biodegradables.

- Es una planta maravillosa ya que tanto las hojas como las semillas son de un alto valor nutritivo.

- Las hojas tienen más hierro que las espinacas. Contienen mucha fibra, vitamina A, C así como Hierro, Calcio y Magnesio.

- Algunos especialistas advierten que si usamos el Amaranto como verdura hemos de hervirlo ya que, sobre todo en terrenos con poco agua, las hojas pueden contener altos niveles de oxalatos y nitratos.

- Es un alimento que en algunos aspectos se parece a la leche ya que es rico en proteínas y contiene calcio y otros muchos minerales.

- Tiene **un alto nivel de proteínas**, que va del 15 al 18 % pero además lo interesante es su buen equilibrio a nivel de aminoácidos y el hecho de que contenga **lisina que es un aminoácido esencial en la alimentación humana** y que no suele encontrarse (o en poca cantidad) en la mayoría de los cereales.

El Amaranto fue uno de los alimentos seleccionado por la Nasa para alimentar a los astronautas. Ellos necesitan alimentos que nutran mucho, que pesen poco y que se digieran fácilmente.

APIO

Es un vegetal muy nutritivo, en el se encuentran vitaminas, del **grupo B, A, C y E**, también contiene varios minerales, entre ellos, **fósforo, hierro, azufre, potasio, cobre, manganeso, zinc y aluminio.**

Es diurético: el apio contiene en sus semillas aceites esenciales, estos son selineno y limoneno, en su raíz encontramos, asparagina, esto hace que ejerza una importante acción diurética y depurativa en el en el organismo. Los aceites que contiene tienen un efecto dilatador en los vasos renales, efectuando de esa manera la eliminación de líquidos e impurezas que están de más en el cuerpo, llevando al mismo a tener un equilibrio perfecto. Tiene propiedades para combatir **cálculos renales y de vesícula**, ayudando a eliminar arenillas en forma natural, es además muy eficaz en trastornos de origen hepático.

Circulación: consumido regularmente, ejerce importantes beneficios, bajando los niveles de **colesterol** en la sangre, eliminando el **ácido úrico, combate la hila hipertensión y previene problemas cardíacos.**

Articulaciones: contiene flavonoides, estos tienen acción **antioxidante, antinflamatoria** e inmune estimulante orgánico, esto sumado al silicio, ayudan en la renovación y producción del tejido conjuntivo y articular, logrando un marcado alivio en inflamaciones producidas por **artritis, reuma y gota,** ya que estimula la eliminación de ácido úrico, el principal causante de todas estas dolencias.

Intestino: es un excelente **regulador del transito intestinal**, en casos de **estreñimiento crónicos**, actúa activando los movimientos naturales del intestino, **evitando gases, cólicos y fermentación,** comiendo apio con cierta frecuencia se logra **regularizar todas las funciones del intestino,** en forma suave y natural, ya que cuenta con la virtud de actuar como laxante.

Piel: contiene furanocumarinas, activas biológicamente y sustancias químicas como psoralenos, estos dos componentes actúan como protectores **de la piel en problemas de soriasis, estimulando en un proceso de repigmentación en la piel, para curar también el vitíligo y toda clase de problemas a nivel de la piel.**

Catarros: en procesos **gripales y bronquiales ayuda eliminando catarros y flemas, ejerciendo una acción expectorante y antibacteriana.**

Nervios: actúa como un **eficaz tranquilizante y sedante, su efecto relajante alivia notablemente dolores por contracturas, calambres y cefaleas tensionales.**

Usos en la cocina: El apio es un vegetal muy nutritivo, de agradable y fuerte sabor. Sus pencas pueden comerse rellenas o pasadas por huevo, harina y luego fritas son deliciosas. También en ensaladas es muy sabroso, especialmente mezclado con nueces, zanahorias ralladas, manzana verde y mayonesa.

La sopa de apio es muy nutritiva, agregado en estofados y acompañando pollo o pescado, logramos tener un excelente condimento que además de rico, tiene valiosas propiedades en beneficio de nuestra salud.

ARROZ INTEGRAL

Alimento que no dista demasiado del arroz blanco, ya refinado y sin esa cáscara tan particular que tiene el otro. El arroz integral se caracteriza por ser de más provecho para tu organismo.

- El arroz integral tiene una mayor cantidad de fibra que el arroz blanco, siendo ésta una de las principales diferencias entre ambos. Los alimentos con fibra son ideales para depurar el organismo.

- El arroz integral, al igual que el blanco, es uno de los alimentos por excelencia contra la **diarrea** y la **gastritis**. Un buen plato de arroz en esos momentos (si es que puedes ya comer sólidos) o beber el agua de hervor tres veces al día puede resultar muy bien para estos problemas digestivos.

El arroz integral favorece la **eliminación de líquidos del cuerpo**. De esa manera, es bueno para **los riñones, la hipertensión y también para depurar el cuerpo cuando se hace dieta para perder peso.**

El valor nutritivo del arroz integral es considerable porque aporta agua, proteínas, hidratos de carbono, minerales (sodio, potasio, fósforo, calcio, hierro…) aceites vegetales, provitamina A, vitamina B1 (tiamina), vitamina B3 (niacina) y vitamina B12 (riboflamina). Asimismo, es de los pocos alimentos que contienen por sí mismos los doce aminoácidos esenciales para el cuerpo humano. Su contenido en grasas es bajo y por sus porcentajes de albúmina se recomienda su ingesta a la hora de eliminar líquidos.

El triptófano es un precursor de la niacina (vit B3); se transforma en el organismo obteniéndose 1 mg de niacina de cada 60 mg de triptófano. Una dieta rica en triptófano, un aminoácido que actúa como precursor de la **melatonina** -sustancia que favorece la **relajación y el sueño**- y pobre en excitantes, es la mejor garantía de un sueño reparador. Para que tenga una acción positiva sobre el sueño hay que consumir de 1 a 5 mg de triptófano al día. Este aminoácido se encuentra en abundancia en los cereales integrales, pavo, atún, plátanos, dátiles, higos secos, nueces, en el yogur y en la leche.

Triptófano. Favorece la producción de hormonas como **la Serotonina**, la cual está involucrada en diversas funciones nerviosas tales como el **sueño y relajación** (Ayuda en la prevención y tratamiento de diferentes **alteraciones del sistema nervioso como la esquizofrenia, las manías, la depresión, la ansiedad, estrés, etc.)**

La serotonina es un neurotransmisor central que juega un papel muy importante en **el humor, ansiedad, sueño, dolor, conducta alimentaria, sexual y un control hormonal hipotalamico.** Ayuda a que el **sistema inmunológico** funcione correctamente. Colabora en la **inhibición del dolor.** Es muy útil en **los problemas de obesidad** ya que ayuda a que la serotonina controle el apetito. Los bajos niveles de serotonina en la persona explican en parte el porque problemas para dormir, estados **de agresión, depresión y ansiedad e incluso a las migrañas,** debido a que cuando los niveles de serotonina bajan, los vasos sanguíneos se dilatan o hinchan.

Mayor porcentaje de fibra: Su aportación de fibra lo convierte en un elemento imprescindible para la salud, especialmente a la hora de regular el funcionamiento intestinal, reducir los niveles **de colesterol y prevenir el cáncer de colon.** La fibra es una combinación de sustancias de diferente naturaleza entre las que se encuentran celulosas, pectinas, hemicelulosas, alginatos, mucílagos, almidón y lignina. Para facilitar el efecto beneficioso de la fibra conviene beber agua en abundancia.

El arroz integral es un cereal muy completo, energético y de fácil digestión, por eso se recomienda para todas las edades, **especialmente niños, ancianos y celíacos,** es decir, aquellas personas que requieren dietas sin gluten. Muy eficaz en el caso de **enfermedades renales, cardíacas y vasculares, afecciones hepáticas y úlceras, t**ambién se recomienda en las curas de adelgazamiento, porque es un carbohidrato de absorción lenta que proporciona al cuerpo la **sensación de estar saciado** durante mucho más tiempo. Por otra parte, su aporte en potasio y su bajo contenido en sodio resultan indicados en los casos de **presión arterial.**

El tiempo de cocción es más prolongado, comparado con el arroz blanco, porque se trata de un arroz más duro. Se recomienda lavarlo y, aún mejor, ponerlo unas horas a remojo. Nunca debe de quedar duro porque su digestión sería muy pesada. Tiene un delicado sabor que recuerda a la nuez, excelente acompañante tanto de platos dulces como salados.

AVELLANAS

Las **Avellanas** contienen: poquísima agua, lípidos, proteínas, Hidratos de Carbono, Fibra y muchas calorías. -Vitaminas: B1, E, A -Minerales: Potasio, Fósforo, Calcio, Sodio.

Otros: Acido Fólico. Antioxidante, Grasas monoinsaturadas (ácido oleico, y ácido linoléico Omega 3). Azúcar: 6'2 gr.

Recomendado para:- **Estrés. Reduce el colesterol. Durante la lactancia. Durante el embarazo: ayuda a la buena formación feto. Transito intestinal. Ayudan en la osteoporosis y la descalcificación. Problemas cardiovasculares y degenerativos. Son buenas para los dientes y los huesos. Insuficiencia renal. Anemia. Es tónico y reconstituyente. Cirrosis hepática. Crecimiento Anticancerígeno.**

A continuación, los 55 Beneficios del omega 3. Éstas son las dolencias de salud que se mejoran o que se pueden prevenir: Estabilizan el **metabolismo, Acné**, Alto nivel **de triglicéridos, Angina** inestable, **Artritis, Artritis reumatoide, articulaciones, Asma, Ataques al corazón, Aterosclerosis, Autismo, Cáncer cervical, de mama, de próstata, Cáncer e hígado** graso, Todos **los cánceres**, Malas Metástasis de cáncer, coágulos de sangre-anti trombótico, **Colesterol HDL** bajo, mejor control de **inflamación,** Degeneración Macular-Daño a la retina-Ceguera, **Mala visión, Diabetes tipo 2,** Disfunción **Endotelial,** Enfermedad de **Alzheimer, Envejecimiento** acelerado, **Gota, Hipertensión**, Inflamación general-indicador importante de envejecimiento, **Lupus**, Mala **memoria**, Muerte repentina- **arritmia, Nacimientos prematuros, Osteoporosis, Quemadura del sol-cáncer de piel**, Repetición de **ataques del corazón, Resfriados, gripas**, Restenosis de angioplastia y de cirugía abierta **del corazón, Síndrome del ojo seco, Soriasis**, Subdesarrollo **cerebral del neonato, Tensión arterial alta,** Uñas, pelo y piel malas, Desorden **bipolar**, Cociente de **inteligencia bajo** en niños, **Demencia, Depresión, Depresión postpartum, Mal genio del niño, Mala concentración, Declinación mental, Agresión, comportamiento antisocial, El desorden de déficit de atención-ADD y ADHD.**

AVENA

La avena contiene calcio, magnesio, fósforo, manganeso, vitamina B5, ácido fólico, y silicio. Su alto contenido en fibra proporciona un suave efecto laxante. Estimula la función digestiva y tiene propiedades antioxidantes. Es excelente para los huesos y para el tejido conjuntivo.

Ideal para tener **energía:** consumir avena proporciona mucha energía, ya que contiene 37 por ciento de carbohidratos, sustancias de fácil asimilación y absorción lenta. Esto convierte a este cereal en un alimento sano y favorable para los **diabéticos,** ya que no causa descompensaciones bruscas en la segregación de insulina.

Proteico: este alimento tiene un **alto contenido proteico** que supera en cantidad a los demás cereales. Acompañando una porción de leche de soya o algún otro producto lácteo como el yogur; la avena pasa a ser un alimento completo en proteínas y muy alimenticio. Además, por sus características, es asimilado fácilmente por los **intestinos sanos o enfermos.**

Recomendado para todos: la avena es un alimento ideal para los **estresados y los deportistas y también para las personas con sobrepeso**, ya que sus componentes estimulan las glándulas tiroides que, a su vez, están implicadas en la metabolización de las grasas. Además su fibra es abundante y **controla la sensación de hambre**.

Afecciones del sistema nervioso: por su contenido de almidón (en el organismo libera glucosa, principal combustible de nuestro sistema nervioso), ácidos grasos esenciales (linoleico), lecitina, fósforo, vitamina B1 o tiamina y avenina, esta última sustancia de acción sedante. Posee un efecto tonificante y equilibrante del sistema nervioso, por lo que su consumo es adecuado en caso de: **nerviosismo, fatiga o astenia, insomnio y situaciones de estrés**.

Alteraciones digestivas: por su aporte de mucílagos que **suavizan la mucosa del tracto gastrointestinal y su alta digestibilidad, su consumo es beneficioso en caso de gastritis y úlcera en etapa de remisión y en otras afecciones digestivas (acidez estomacal).**

Diabetes: por su aporte de fibra que contribuye a mantener la glucemia (niveles de azúcar en sangre) en límites normales. Riesgo cardiovascular: por su contenido de grasas insaturadas, avenasterol, fibra y lecitina, sustancias que contribuyen a **reducir las tasas de colesterol en sangre.** Celiaquía o intolerancia al gluten: **las personas que padecen celiaquía no la pueden tomar a pesar de su bajo contenido de gluten.**

¿Cómo se consume la avena?: Copos de avena: la mejor forma de aprovechar sus propiedades nutritivas. Los copos y el salvado de avena se suelen tomar junto con leche o yogur o bien como ingrediente de papillas, sopas y también de ensaladas y otros platos. El salvado apenas tiene sabor y su textura es muy suave, por lo que suele pasar desapercibido y no plantea problemas para su consumo, a diferencia de otros tipos de salvado como el de trigo. Los copos también se preparan cocidos con leche o con caldo de verduras y se emplean para la elaboración de albóndigas vegetales, postres y del porridge, un plato típico del desayuno escocés. El porridge se prepara con cuatro cucharadas soperas de copos de avena que se han de poner en remojo. Al día siguiente, se hierve medio litro de agua y se añaden los copos remojados dejando en ebullición unos quince minutos a fuego lento. Se sirve con miel o con leche.

Agua de avena: se obtiene por decocción de dos cucharadas soperas de granos de avena en un litro de agua. Se hierve durante cinco minutos y después se filtra. Se puede endulzar con miel. Esta agua se toma como bebida a cualquier hora del día.

BEE POLEN O POLEN DE ABEJA

El polen son unos granulitos que fecundan las flores. Las abejas recogen el polen y lo llevan a sus colmenas para alimentarse. Sin el polen, las plantas, árboles y flores no podrían existir. Ninguno de nosotros podría. El Bee Polen es recogido en un recolector de hierro limpio patentado, de las flores que crecen en los altos desiertos desde hace mucho tiempo. Esto asegura la frescura y el más poderoso alimento. Es 100% natural y no contiene preservativos, colores o sabores artificiales.

Bee Polen aporta un extenso espectro de nutrientes esenciales. Cada uno requerido para mantener una salud perfecta. Esto incluye todas las vitaminas del complejo B y vitamina C. Desde que estas son solubles en agua, es necesario tomarlas diariamente. Bee Polen también contiene vitaminas D, E, K, y Beta-caroteno (vitamina A). **Es una fuente rica en minerales, (calcio y fósforo), enzimas y co-enzimas, fuente de ácidos grasos,**

carbohidratos, proteínas y 22 aminoácidos - incluyendo los ocho esenciales, lo cuales el cuerpo no puede producir por sí mismo. **Bee Polen contiene más nutrientes por caloría que otro cualquier suplemento y por eso es la pequeña maravilla que ha sido nombrada como uno de los más completos alimentos.** De hecho, el cuerpo humano podría sobrevivir consumiendo Bee Polen solamente, sólo adicionando agua y fibra.

Los nutrientes en el Bee Polen son fácilmente digestibles y absorbidos por el cuerpo humano. Muchas personas obtienen beneficios, incluyendo los **atletas** que lo toman por la estamina **y la energía y para ayudarlos a mantenerse con buena salud.**

Suplemento con multi vitaminas y multiminerales. Potenciados de energía. Ayuda a la digestión. Puede ayudar síntomas de alergia. En adición, Bee Polen tiene un número específico de beneficios:

El rico coctel de nutrientes en el Bee Polen ayuda a la química del cuerpo y contrarresta los efectos de los aditivos y preservativos de la comida. Es una fuente natural de zinc y vitamina B6. Es un excelente suplemento para la tolerancia de **las alergias.** También contiene lecitina, la cual ayuda al **sistema inmunológico y al sistema nervioso.**

BERENJENA

Si estás haciendo dieta para adelgazar, o tu colesterol malo está por las nubes, si padeces **de insomnio, tienes problemas circulatorios, o ese reuma** te está matando, prueba con comer una verdura sabrosa, nutritiva y económica que se llama berenjena.

Contiene gran cantidad de agua, por lo cual es **excelente diurético. Actúa como desengrasante,** por lo que es muy recomendable luego de consumir alimentos ricos en grasas. Tiene muy pocas calorías. **Es antioxidante y preventiva de ciertos tipos de cáncer y enfermedades cardíacas.**

La berenjena machacada es muy buena colocada sobre las **quemaduras.**

Beber medio litro de agua de berenjenas por día, durante una semana, disminuye el **colesterol.** Se prepara dejando en remojo trocitos de berenjenas, en un lugar oscuro durante 24 horas.

Para **el reuma** es muy recomendable el aceite de berenjenas. Para prepararlo, hay que quitarle la piel a algunas berenjenas, y freírlas en aceite abundante, durante dos horas a fuego lento, sin que el aceite se queme. Una vez frío hay que colarlo y se guarda para su uso en un frasco de vidrio, tapado herméticamente.

Una muy buena forma de complementar una dieta hipocalórica es con el consumo de berenjena, y que mejor que hacerlo a través de su zumo o jugo, de esa forma podrás obtener los beneficios del zumo de berenjena **para adelgazar** y disfrutarás de todas sus propiedades.

Substancias de la berenjena llamadas glicoalcaloides, hechas crema, han sido usadas para tratar tipos de cáncer de la piel, de acuerdo con investigaciones en Australia. Además, comer berenjena ayuda **a bajar el colesterol** y a contrarrestar algunos efectos dañinos de los alimentos grasos. También tiene propiedades **antibacteriales y diuréticas.**

Es un alimento saciante, por su alto contenido en agua, por lo tanto te ayudará a sentirte "llena" con pocas calorías.

Si sufres del estómago o intestino, deberás tener precaución al consumirla, eso no quiere decir que no la puedas comer. Sólo debes hacer una progresión, es decir comienza de a poco, y para eso nada mejor que des el puntapié inicial con el zumo de berenjena y luego puedes incorporar las berenjenas, en otro tipo de preparaciones.

Es aconsejable salar la pulpa de la berenjena unos minutos antes de cocinarla, para quitarle el sabor amargo. Recuerda siempre lavarla bien antes de cocerla, para retirarle el exceso de sal. Es preferible no usarla frita, ya que absorberá bastante aceite, haciéndola menos digerible y no recomendada para los usos benéficos recomendados, ya que lo que quita la berenjena en grasas lo aportará el aceite.

Se debe siempre consumir cocinada y pelada, ya que posee un alcaloide tóxico, la solanina, que puede provocar trastornos intestinales y dolores de cabeza intensos, y se destruye con la cocción. En cuanto al consumo de la piel, si se prefiere usarla, se deberán elegir berenjenas de buen aspecto exterior, ya que las viejas, pueden resultar duras.

BETABEL

El betabel tiene la reputación de poseer poderes curativos **contra el dolor de cabeza** y otros dolores, también algunos naturistas lo recomiendan **para estimular el sistema inmunológico y prevenir el cáncer,** sin embargo no hay pruebas científicas que demuestren que tiene beneficios medicinales especiales.

El betabel posee hojas comestibles en su parte superior, las cuales contienen beta carotenos, calcio y hierro; éstas pueden cocerse de igual manera que las espinacas. En las civilizaciones antiguas sólo se comían las hojas, y la raíz se usaba como medicamento para tratar dolores de cabeza y dolores de muelas.

En la actualidad, por lo general sólo se come la raíz del betabel: cruda, cocida, encurtida o enlatada. El betabel es uno de los vegetales con mayor contenido de azúcar y cada 100 gramos de betabel poseen el equivalente a una cucharadita de azúcar.

Lo curioso del betabel es que el producto procesado conserva casi la misma textura y sabor que el producto fresco. El vinagre confiere al betabel un sabor más fuerte. El betabel ligeramente hervido es una buena fuente de nutrimentos, si no es que mejor que el producto crudo. Contiene mayor cantidad de minerales, incluyendo potasio (el que regula el ritmo cardiaco y mantiene normales la presión arterial y el sistema nervioso). El nivel de la mayoría de las vitaminas se mantiene igual, incluyendo la vitamina C, y solamente hay una pequeña pérdida de folato.

Algunas personas consumen el betabel crudo, rallado, en ensaladas, pero la mayoría prefiere cocerlo. Si cuece el betabel sin pelarlo, evitará que escurra el pigmento rojo que contiene llamado betacianina y que se manchen los utensilios de cocina.

Además de las propiedades anticancerosas que se cree que posee, el betabel es rico en potasio, contiene vitamina C, además de calcio y hierro, también **es una buena fuente de folato: una vitamina esencial para mantener sanas las células** (su deficiencia está relacionada con la anemia).

A quienes no les gusta el sabor del betabel les parecerá buena idea diluirlo en jugo de zanahoria. Usted consúmalo como quiera, pero no deje de hacerlo, aunque sea de vez en cuando.

Constructor de la sangre: Por su alto contenido de magnesio ayuda en forma sorprendente al torrente sanguíneo. Si se combina con zanahoria, este jugo ayuda a **la vesícula y los riñones.** Las raíces y tallos del betabel contienen potasio, hierro, sodio y magnesio, este último elemento ayuda en especial a **construir los corpúsculos rojos de la sangre y para vigorizarla en general**. El jugo de betabel ayuda a **las molestias menstruales**, por lo tanto se aconseja beber la cantidad contenida en una copa de vino.

- De la misma manera es práctico para **regularizar la menstruación y la menopausia prematura**.

- El betabel goza de más de 50% de sodio, mientras que su contenido de calcio es solamente de 5%. esta proporción es la necesaria para mantener el calcio soluble, especialmente si el que es inorgánico se ha acumulado en el sistema y ha formado depósitos dentro de los vasos sanguíneos y producido condiciones como venas varicosas, endurecimiento de las arterias o poca ductibilidad de la sangre, que a su vez causa alta presión y otras formas de problemas cardiacos.

- El potasio que contiene el betabel ayuda a realizar todas las funciones fisiológicas del cuerpo, mientras que el cloro suministra **un excelente limpiador orgánico del hígado, los riñones y la vesícula biliar, y también estimula la actividad del sistema linfático a través de todo el cuerpo.**

- La mezcla de los jugos de betabel y zanahoria en proporciones de ¼ del primero y ¾ del segundo, abastece un buen porcentaje de fósforo, azufre, potasio, elementos alcalinos y un elevado contenido de vitamina A. Esta composición es uno de los mejores constructores de células de la sangre.

PRECAUCION• Generalmente no se aconseja beber el jugo de betabel solo, puesto que es un limpiador muy fuerte y puede causar molestias y nauseas.

BICARBONATO

El bicarbonato de sodio, ha resultado ser un químico al que las **células cancerosas** no pueden soportar, al invadirlas con una ola de alcalinidad, que permite que reciban mayor cantidad de oxígeno del que pueden tolerar. Como las células cancerosas no pueden sobrevivir en la presencia de altos niveles de oxígeno, el bicarbonato de sodio es para este propósito un asesino instantáneo de los **tumores cancerosos**.

Forma de tomarlo: A nivel casero, se puede aprovechar este compuesto como preventivo y curativo, tomando una cucharadita diaria de bicarbonato de sodio por algunas semanas en un vaso de agua, luego descansar y reanudar según como se vaya sintiendo. Es preferible tomarlo 1 hora antes o después de los alimentos. No junto con las comidas.

Otra opción: En un litro de agua con una cucharita de bicarbonato y 3 limones (tomarlo durante el dia), antes de los alimentos, por el tiempo que usted considere necesario.

Para los **resfríos, gripe, bronquitis, tos, garganta inflamada,** puedes tomar de media cucharadita tres veces al día en medio vaso de agua, por tres días seguidos (si quieres agregarle un limón).

PRECAUCIONES: No tome bicarbonato con el estómago lleno, no lo utilize por mas de 2 semanas (descanse unos días y después continue, si es que esta viendo resultados). Si quiere puede reducir la cantidad.

Puede aliviar la irritación y comezón producida por los **piquetes de mosquitos y abejas**. Disuelva una cucharadita en un vaso de agua. Sumerja un trapo limpio y colóquelo sobre el sitio del piquete durante 15 ó 20 minutos.

Para las **quemaduras de Sol** esparza una cantidad abundante de bicarbonato en un baño de agua tibia. Sumérjase en la tina por un rato, y al salir deje que esta solución se seque en su piel en lugar de secarse con la toalla.

Para los **hongos de los pies,** especialmente los que se forman entre los dedos, hay que aplicar una pasta hecha a base de bicarbonato de sodio. Tome una cucharada de este polvo y agréguele un poco de agua templada. Frote en el sitio donde se han producido los hongos y posteriormente enjuague y seque meticulosamente. Después polvee con fécula de maíz o talco.

Para combatir la **inflamación de las encías.** Sólo tiene que mezclar el polvo con un poquito de agua y después aplicar la pasta con sus dedos o con un cotonete (Q-Tips) en el área enferma de la encía. Posteriormente cepille la zona. Lo anterior ayudará a pulir los dientes y neutralizará las bacterias que se forman con los residuos de los alimentos y que causan el mal aliento.

También sirve para los **dientes manchados.** Deben combinarlo con suficiente peróxido de hidrógeno hasta formar una mezcla espesa; con ello, logrará una pasta dental a muy bajo costo. Después proceda al cepillado. Algunos especialistas sugieren meter el cepillo directamente en el bicarbonato de sodio o mezclar una cucharada de él con una pizca de sal en una taza. Al cepillarse **combatirá la placa de sarro**.

Entre otras aplicaciones para el **alivio del dolor, el bicarbonato de sodio es efectivo para la irritación vaginal, la diarrea, infecciones en la vejiga, dolor en la garganta, taquicardia, nariz constipada, acné, acidez estomacal e indigestión, comezón en los ojos y ulceraciones en la boca.**

Mascarilla para combatir espinillas y puntos negros: Mezcla una pizca de bicarbonato y una pizca de sal y después agrégale a la mezcla jugo de limón hasta que se forme una pasta. Por la noche, aplica la pasta sobre la espinilla o el punto negro utilizando un poco de algodón. Deja actuar la mezcla toda la noche y enjuaga por la mañana.

INDIGESTION: Bebe un vaso de agua tibia mezclada con una cucharadita de bicarbonato de sodio y un chorrito de jugo de limón. Esta mezcla debe ayudar a neutralizar el estómago agrio. Para **dejar de fumar y la adicción**

al café. Tendrás menos ansiedad con dos o tres cucharaditas tomadas durante el día, surte efecto.

Es un excelente exfoliante y **quita manchas de la piel**.

Si se echa directamente en el suelo o en el lugar que interese, **mantiene alejados los insectos**.

Cabello sin caspa: Añade una cucharilla de bicarbonato al champú cuando te estés lavando el pelo y fricciona el cuero cabelludo. Te quedará el pelo más suave, fácil de desenredar y sobre todo ayudará a que disminuya tu caspa.

Cara y piel sana: La más económica de las mascarillas tiene como ingrediente principal el bicarbonato de sodio. Sólo necesitas humedecer tu cara y cubrirla con una fina capa de bicarbonato. Déjala de 1 a 2 minutos y si tienes granitos unos 5. También sirve como agente de abrasión y regenera la piel.

Olor corporal perfecto: Frotando las **axilas** con un poco de bicarbonato reducirás el olor corporal (también puedes aplicarlo junto con jugo de limón un rato antes de bañarte y poco a poco veras los resultados) **y para que no te huelan los pies**, basta con echarle una pequeña cantidad a tus zapatos todas las noches.

BLUEBERRY

Visión El Pigmento azul de la Blueberry contiene una sustancia llamada antocyanina que ayuda a la vista.

Antioxidante Los antioxidantes coadyuvan a neutralizar los subproductos dañinos del metabolismo llamados "radicales libres", que pueden producir cáncer y enfermedades relacionadas con la edad.

Colesterol Las blueberries pueden reducir la producción del llamado **colesterol malo que provoca enfermedades del corazón e infartos.** Comer blueberries lo ayudara **a mejorar su memoria, combatiendo el Alzheimer e incluso enfermedades del corazón**. **Antioxidantes**: Investigadores del centro de nutrición humana USDA (HNRCA) han encontrado que los Blueberries están en el Nro. 1 en cuanto a antioxidantes comparados con otras 40 frutas y vegetales. El anthocyanin, el pigmento que hace a las blueberries azules, se piensa sería el responsable de todos estos beneficios para la salud.

Anti - Envejecimiento: En otro centro de investigación de la nutrición humana, USDA (HNRCA), los neurólogos descubrieron que alimentando ratas de laboratorio con blueberries, estas mostraron menor envejecimiento relacionado con la capacidad mental, esto tendría importantes implicaciones para los seres humanos. Una vez más la alta actividad antioxidante de los blueberries, desempeñó un papel importante.

Prevención de las infecciones en la zona urinaria: Investigadores de la Universidad de Rutgers en New Jersey, identificaron un componente en los blueberries que mantiene saludable la zona urinaria y reduce el riesgo de infección. Parece actuar evitando que las bacterias se adhieran a las paredes del tracto urinario.

Blueberries y la vista: Numerosos estudios hechos en Europa, han documentado la relación entre blueberries y la mejora en la visión. Esto se piensa que es debido al anthocyanin, el pigmento azúl que también se encuentra en los blueberries. Otro estudio hecho en Japon afirma que los blueberries ayudan en la fatiga ocular.

BRÓCOLI

- Su aporte de Zinc favorece una mejor función de la **próstata** y de la calidad del esperma.

- Las personas con tendencia a la **degeneración macular** deberían tenerlo muy presente en su dieta ya que el Brócoli es muy rico en Luteína.

- Ideal para personas que necesiten gran aporte de ácido fólico y hierro (**embarazadas, convalecientes, personas anémicas, etc.)**

- El brécol es una verdura muy a tener en cuenta en la **Menopausia** ya que al igual que la soja (soya) actúa como fitoestrógeno, a la vez que aporta Calcio.

- Muy conveniente en personas que necesitan vitamina K (**evita las hemorragias)**

- Adecuado en casos de **estreñimiento** por su buen aporte de fibra.

- El **brócoli favorece el buen estado de la piel y de las mucosas** ya que contiene antioxidantes como Betacaroteno, Selenio, Sod (Superóxido dismutasa), vitamina C y Zinc. Tiene pues un buen efecto antioxidante **o antienvejecimiento de la piel.**

- Su aporte de sustancias como el Indol, Sulfarano y Fenetilisotiocianato, el hecho de que parece protegernos del Benzopireno (sustancia cancerígena presente en cigarrillos, humo de los automóviles, etc.) y su riqueza en antioxidantes como el Betacaroteno, la vitamina C, el Selenio, el Sodio Superóxido dismutasa y el Zinc lo hacen un alimento clave en la lucha contra el cáncer y de la bacteria Helicobacter Pilori. Además podría favorecer la acción de enzimas encargados de eliminar sustancias cancerígenas.

- El brócoli es ideal en **dietas de adelgazamiento** ya que nutre y no engorda ya que es muy pobre en calorías.

El brócoli puede llegar a ser una maravilla natural para muchos tipos de cáncer, incluyendo **cáncer de mama, el cáncer de útero, cáncer de próstata, cáncer de pulmón, colón, hígado y riñones.** Pero es especialmente bueno para el cáncer de mama y el cáncer de útero, ya que elimina el estrógeno extra del cuerpo. Esto se debe a la presencia de los fuertes agentes anti estrogenicos como la glucorafanina y el di-indol-metanol.

Verduras crucíferas: Este grupo esta constituido por el brócoli, coliflor, col blanca y roja. Contienen selenio, vitamina C y glucosilonatos que cuando se hidrolizan en el colon por la flora microbiana producen propiedades quimiopreventivas que se asocian con la inhibición de carcinógenos. El contenido de glucosinolatos en la coliflor (237 mg/100 g) es cuatro veces superior que el contenido en el brócoli (62 mg/100 g), coles blancas o rojas (65 mg/g). También existen evidencias de que las posee un importante papel en la protección contra **el cáncer de mama, vejiga, colon, próstata, páncreas y testículo. Actúan frenando el crecimiento tumoral y produciendo apoptosis (suicidio inducido de las células cancerosas)**. Si se hierven en abundante agua, se pierde el 56% de los glucosilonatos en los primeros 2 minutos, mientras que si se hierven entre 8 y 12 minutos el contenido de glucosilonatos cae un 70%. En cambio si se cocinan al vapor o fritos ligeramente no se altera el contenido de glucosilonatos.

Desintoxicación La presencia de vitamina C y aminoácidos de azufre hacen del brócoli un desintoxicante muy bueno. Ayuda a eliminar los radicales libres y toxinas como el **ácido úrico** del cuerpo, lo que purifica la sangre y alejar los problemas relacionados con las toxinas tales como **ampollas, comezón, erupciones cutáneas, gota, artritis, reumatismo, cálculos renales.**

El brócoli (por 100 g.)Es uno de los vegetales con más nutrientes y menos calorías. Es muy importante consumirlo bien fresco ya que a la que empieza a amarillear indica que ha perdido la mayoría de vitaminas y minerales. Lo ideal es cocinarlo al vapor a fin de que no pierda sus nutrientes.

Tiene sólo 39 calorías y 4,5 g. de Proteínas por cada 100 gramos de producto fresco. El brócoli o brécol es muy rico en Ácido fólico, Azufre, Betacaroteno, vitamina C, vitamina K, Calcio, Hierro, Potasio, Selenio, Zinc, tiene un alto contenido de ácidos grasos omega-3 ácidos grasos, hecho que aun no es muy reconocido y apreciado; lo que seria una alternativa al pescado sobre todo en personas de menores recursos.

Beneficios del omega 3. Éstas son los problemas de salud que se mejoran o que se pueden prevenir: Estabilizan el **metabolismo, Acné**, Alto nivel **de triglicéridos, Angina** inestable, **Artritis, Artritis reumatoide, articulaciones, Asma, Ataques al corazón, Aterosclerosis, Autismo,**

Cáncer cervical, de mama, de próstata, Cáncer e hígado graso, Todos **los cánceres**, Malas Metástasis de cáncer, Coágulos de sangre-anti trombótico, **Colesterol HDL** bajo, mejor control de **inflamación,** Degeneración Macular-Daño a la retina-Ceguera, **Mala visión, Diabetes tipo 2,** Disfunción **Endotelial,** Enfermedad de **Alzheimer, Envejecimiento** acelerado, **Gota, Hipertensión**, Inflamación general-indicador importante de envejecimiento**, Lupus**, Mala **memoria,** Muerte repentina- **arritmia, Nacimientos prematuros, Osteoporosis, Quemadura del sol-cáncer de piel**, Repetición de **ataques del corazón, Resfriados, gripas**, Restenosis de angioplastia y de cirugía abierta **del corazón, Síndrome del ojo seco, Soriasis**, Subdesarrollo **cerebral del neonato, Tensión arterial alta**, Uñas, pelo y piel malas, Desorden **bipolar**, Cociente de **inteligencia bajo** en niños, **Demencia, Depresión, Depresión postpartum, Mal genio del niño, Mala concentración, Declinación mental, Agresión, comportamiento antisocial, El desorden de déficit de atención-ADD y ADHD.**

PRECAUCION: Es un alimento que NO conviene a las personas con Hipotiroidismo.

CACAHUATE

Científicos descubrieron que esta oleaginosa es buena para la salud por sus propiedades antioxidantes. Es económica y contiene importantes vitaminas y minerales; 50 gramos aportan al organismo el 24% de las proteínas necesarias **y reducen el colesterol en la sangre.**

Ayuda las **enfermedades coronarias o al cáncer**. En cuanto a la presencia de antioxidantes el maní o cacahuate es tan beneficioso como la fresa, e incluso más que la zanahoria o la manzana, según el estudio. Además de antioxidantes (también presentes en otras frutas secas como nueces, almendras y avellanas) el maní contiene altos niveles de proteínas y de grasas monoinsaturadas, que tienden a reducir el colesterol en la sangre.

Con pequeñas cantidades de esta oleaginosa el organismo obtiene casi la mitad de las 13 vitaminas que requiere el organismo, como la E, B1,

B2, B3 y B6. Los nutricionistas recomiendan consumir diariamente 50 gramos de maní, cantidad que aporta al organismo el 24% de las proteínas requeridas.

El triptófano es un precursor de la niacina (vit B3); se transforma en el organismo obteniéndose 1 mg de niacina de cada 60 mg de triptófano. Una dieta rica en triptófano, un aminoácido que actúa como precursor de la **melatonina** -sustancia que favorece la **relajación y el sueño**- y pobre en excitantes, es la mejor garantía de un sueño reparador. Para que tenga una acción positiva sobre el sueño hay que consumir de 1 a 5 mg de triptófano al día. Este aminoácido se encuentra en abundancia en los cereales integrales, pavo, atún, plátanos, dátiles, higos secos, nueces, en el yogur y en la leche.

Triptófano. Favorece la producción de hormonas como **la Serotonina**, la cual está involucrada en diversas funciones nerviosas tales como el **sueño y relajación** (Ayuda en la prevención y tratamiento de diferentes **alteraciones del sistema nervioso como la esquizofrenia, las manías, la depresión, la ansiedad, estrés, etc.)**

La serotonina es un neurotransmisor central que juega un papel muy importante en **el humor, ansiedad, sueño, dolor, conducta alimentaria, sexual y un control hormonal hipotalamico.** Ayuda a que el **sistema inmunológico** funcione correctamente. Colabora en la **inhibición del dolor.** Es muy útil en **los problemas de obesidad** ya que ayuda a que la serotonina controle el apetito. Los bajos niveles de serotonina en la persona explican en parte el porque problemas para dormir, estados **de agresión, depresión y ansiedad e incluso a las migrañas**, debido a que cuando los niveles de serotonina bajan, los vasos sanguíneos se dilatan o hinchan.

También contiene minerales muy importantes para el cuerpo. Entre los más significativos están **el potasio, sodio, hierro, calcio, magnesio, flúor, zinc, cobre y selenio, porque colaboran en la conformación ósea, funciones del cerebro, formación de dientes sanos, y principalmente en la prevención de agentes anticancerígenos.**

Los nutricionistas afirman que la carga proteica del maní **produce sensación de saciedad**, por lo que lo recomiendan en las dietas. Además, contiene grasas insaturadas que son fuente importante de vitaminas liposolubles.

El maní es una fuente indiscutible de minerales, en especial calcio, fósforo y magnesio, vitales para el crecimiento y desarrollo osteomuscular. Especialmente rico en fósforo, pues una porción de 50 gramos aporta el 13.6% del requerimiento diario de este mineral y también aporta hierro en un 100% de las necesidades diarias. De ahí que se le considere una alternativa saludable para **personas con anemia o convalecientes y para mujeres embarazadas**.

Aunque no en gran proporción también contiene fibra (tres gramos por cada cien), importante para las funciones digestivas y el barrido del colesterol LDL (malo).

De su composición nutricional se puede concluir que el maní contribuye a la prevención de males como **osteoporosis y los calambres**, afirman los expertos.

Este alimento que crece en pequeñas vainas bajo la tierra (por eso se llama nuez de tierra) puede ser también un ingrediente regulador en la dieta de las personas con **diabetes** o hipoglicemia.

Puede también usarse **en pacientes dislipidémicos, con desórdenes en los niveles de grasas y el colesterol aumentado**.

CREMA DE CACAHUATE

Además de proteína de origen vegetal, la crema de cacahuate te proporciona minerales como zinc, magnesio, potasio y cobre, además de vitamina E. Contiene también resveratrol y beta-sitosterol, dos sustancias que **pueden disminuir el riesgo de cáncer y enfermedades coronarias**. Así como fibra que te ayuda para el buen funcionamiento del tubo digestivo.

Vitamina E: protección para tu corazón. La crema de cacahuate es buena fuente de vitamina E. El consumo de vitamina E está relacionado con una disminución en el riesgo de contraer enfermedades coronarias. Asimismo, la vitamina E puede ayudar a disminuir algunas de las complicaciones que pueden presentarse en la **Diabetes,** como son los daños **cardiovasculares,** además esta vitamina es un antioxidante que ayuda a combatir el daño que causan los radicales libres, antes de que se presente como por ejemplo puede ayudar a **evitar la obstrucción de arterias**.

También se ha observado en algunos estudios que la ingesta de vitamina E puede ayudar a las personas mayores en algunas funciones relacionadas con **la memoria.**

Zinc, un mineral versátil en el cuerpo se llevan a cabo numerosas reacciones químicas, el zinc interviene en muchas de ellas, por lo que es necesario consumir alimentos que contienen zinc, entre ellos, la crema de cacahuate. El zinc interviene en el proceso **de la visión**, además interviene en la formación de sustancias que son muy importantes para el sistema inmune.

Magnesio, ayuda a controlar la presión sanguínea. La mayor parte del magnesio del cuerpo se encuentra en los huesos y dientes; ayuda a mantenerlos fuertes, una pequeña proporción de este mineral se encuentra circulando en la sangre y ayuda a los músculos del corazón y al sistema circulatorio a relajarse, esto contribuye a controlar la presión sanguínea. Como se sabe, una elevada presión arterial está relacionada a un mayor riesgo de tener un infarto al miocardio o tener una embolia.

Potasio, otra ayuda para **el corazón** Se ha visto que consumir alimentos altos en potasio puede ayudar a controlar la **presión alta**.

Cobre, una pequeña cantidad y un gran beneficio Si no se cuenta con los nutrimentos que el cuerpo necesita, entre ellos el cobre, el **sistema inmunológico** se ve afectado, haciéndolo propenso a enfermedades.

Fitoquímicos maravillosos para el corazón Entre las sustancias que tiene la crema de cacahuate están los fitoquímicos, entre ellos el Resveratrol y el Beta-sitosterol.

El resveratrol es un compuesto natural que se encuentra en las plantas para que se defiendan de las enfermedades. Se ha visto que el consumo de alimentos que contengan esta sustancia, como es el caso de la crema de cacahuate puede ayudarte a disminuir el riesgo de enfermedades coronarias. Además el resveratrol contribuye a **disminuir el colesterol malo**, (lipoproteína de baja densidad).

La crema de cacahuate buena fuente de resvratrol. Se ha visto que el Beta-sitosterol si se consume con otros alimentos, puede disminuir la absorción de **colesterol.**

Fibra, múltiples beneficios para la salud. El consumo de fibra es fundamental para un buen funcionamiento del tubo digestivo, a veces no consumimos la cantidad de fibra que necesitamos, por lo que es importante incrementar su consumo, ya que una ingesta adecuada de fibra puede ayudar a disminuir los riesgos de enfermedades cardiovasculares y algunos tipos de **cáncer, además promueve el tránsito intestinal y puede evitar el estreñimiento, ayuda a disminuir los niveles de colesterol en la sangre,** entre otros beneficios.

2 cucharadas de crema de cacahuate (32 gramos) proporcionan 2 gramos de fibra.

Ya que conoce los nutrimentos que contiene la crema de cacahuate, se preguntará si engorda. La noticia es que 2 cucharadas de crema de cacahuate 32 gramos sólo contienen 190 calorias. Si prefiere que sean menos calorias, elija la opción de crema de cacahuate sin azúcar. Incluso, en algunas dietas de reducción se permite y hasta se recomienda comer crema de cacahuate. Acompañe la crema de cacahuate con pan integral y así aumenta la ingesta de fibra.

CAFE

Es cierto que la cafeína puede afectar nuestro sistema nervioso ocasionando insomnio y aceleración de los latidos, pero esto sucede solo si se consume en cantidades muy altas. Si eres una persona sana puedes consumir café moderadamente sin temor a las consecuencias.

El café ayuda a la **concentración** y activa tu estado de **alerta**, por esto es posible que te quite el sueño, pero no dañando tu salud. La cafeína es una sustancia protectora que reduce considerablemente el riesgo de sufrir de **Parkinson.**

El tomar una taza de café puede aliviar los **dolores de cabeza y evitar los derrames cerebrales** ya que dilata los vasos sanguíneos del cerebro disminuyendo el dolor y evitando la formación de coágulos. La cafeína tiene importantes propiedades antioxidantes por lo que está demostrado que ayuda a prevenir varios tipos de **cáncer como el de colon y el cáncer de vejiga.**

Consumiendo de 3 a 4 tazas de café se disminuye la concentración de azúcar en la sangre con lo que se previene el riesgo de padecer de diabetes. La cafeína ayuda a solucionar problemas respiratorios dilatando los bronquios por lo que combate las crisis de **asma y las alergias.**

Al ser un estimulante natural que brinda energía, también ayuda a disminuir los síntomas de la depresión. Siempre que se consuma sin leche ni azúcar, el café **evita el crecimiento de bacterias en la boca y ayuda a prevenir la aparición de caries.**

Por último, debes saber que, contrario a lo que muchos piensan, el café no crea úlceras, ni aumenta el riesgo de padecer osteoporosis. Consumido moderadamente tampoco afecta el embarazo ni es dañino para los niños, siempre que estos no sean hiperactivos.

Solo debes recordar que cualquier cosa en exceso es dañina y el consumo de cafeína en cantidades grandes no es la excepción, así que ¡disfrútalo con moderación!

CALABAZA

Calabacita contiene vitaminas A, C, K, B1 y B6. También es rica en magnesio, potasio, fósforo, cobre, zinc, cobre, ácido fólico, la niacina y el manganeso. La calabaza puede ayudar a la gente a tener **un estado de ánimo bueno** porque es rico en vitamina B6 y hierro, que ayudan a transformar el azúcar almacenado en el cuerpo alimentando el cerebro.

Estimula la función del **páncreas,** ayudando a regular los niveles de azúcar. Colabora en la **eliminación de mucuosidades en los pulmones, bronquios y garganta**. Ayuda a **fortalecer el sistema inmunitario**, por su riqueza en antioxidantes. El zumo de calabaza es laxante y un buen desintoxicante del cuerpo. Su elevado contenido de betocaroteno y alfacaroteno disminuyen el riesgo frente **al cáncer de próstata y enfermedades cardiacas. Ayuda en el tratamiento de las cataratas** ya que esos pacientes suelen presentar bajos niveles de betacatoreno. La calabaza por su bajo aporte en calorías y grasas es recomendado para **perder peso**, colabora eliminando liquidos retenidos y regulando el azúcar de la sangre. Desapareciendo asi la anciedad frente al dulce.

La planta de calabacín, conocida también como **calabacita, zapallito** o **zapallo italiano**, posee varias propiedades medicinales, además de tener un gran uso domiciliario por sus propiedades alimentarias. El calabacín, cuyo nombre científico es **Cucurbita pepo**, tiene **propiedades antipiréticas**, por lo cual es muy útil para tratar el aumento de la temperatura corporal producto de alguna enfermedad. Esta especie posee propiedades antiespasmódicas y laxantes. El calabacín es un excelente emoliente y además, es muy útil para tratar quemaduras. La planta del calabacín, principalmente sus hojas, poseen propiedades **diuréticas y vermífugas**.

Los **principales beneficios curativos del calabacín** son:

- Como **vermífugo**, el calabacín está muy recomendado para aquellas personas que tengan **lombrices en el intestino.**

- El uso del calabacín mediante su aplicación externa es muy útil para **limpiar las asperezas de la piel,** esto se debe a las propiedades emolientes que posee. A su vez, la aplicación de esta planta resulta ser un excelente tratamiento para las **quemaduras**.

- Como **diurético**, actúa estimulando la eliminación de líquidos desde el organismo, debido a esto es muy aconsejable su aplicación para tratar **infecciones urinarias, cistitis y nefriti**s. De la misma forma ayuda a prevenir la aparición de **cálculos renales.**

CANELA

La canela tiene enormes propiedades y beneficios para nuestra salud y ayuda en el tratamiento de las más diversas dolencias.

El canelo es un árbol perenne de la familia de las lauráceas con ramas aromáticas de doble corteza. Su árbol procede del sur de la India y de Sri Lanka, aunque aparece cultivado en muchos lugares cálidos del mundo. Su especie más reconocida es la que se obtiene precisamente de este árbol hindú.

La canela posee propiedades carminativas, **antiulcéricas, estomacales y antivomitivas**, gracias a los aceites esenciales que contienen ciertas propiedades que disuelven mejor los alimentos, estimulan la salivación y los jugos gástricos, **facilitando la digestión.** Por esto, ayuda a combatir **la aerofagia (gases en el aparato digestivo), las digestiones difíciles la acidez y estimula el apetito** en casos de ausencia de éste.

También son conocidas sus propiedades contra las enfermedades respiratorias por su riqueza en propiedades **antibacterianas, expectorantes y antinflamatorias**, siendo especialmente indicada contra la **bronquitis, los resfriados y la tos.**

Otras propiedades son el tratamiento de la **mala circulación periférica en los dedos de las manos y de los pies, ya que mejora la circulación y aumenta la temperatura corporal,** por lo que mejora las condiciones de los pacientes que sufren de los dedos cuando hace mucho frío. También se han visto sus beneficios en **las menstruaciones difíciles o como antiséptico en enfermedades relacionadas con bacterias y hongos; también en infecciones vaginales, en el tratamiento de hongos y bacterias, en otras infecciones respiratorias como anginas, faringitis, laringitis, úlceras de boca e incluso puede ayudar a combatir el mal aliento,** por sus propiedades aromáticas.

Calmante y relajante natural. En infusiones se usa como relajante y **para inducir el sueño, especialmente a los niños.**

Regulador Menstrual. Tomada en infusiones, la canela ayuda a regularizar el ciclo menstrual.

Infecciones. La canela actúa como desinfectante, analgésico y antibiótico natural y es especialmente útil en el caso de **lesiones a nivel bucal**, para ello usualmente basta con hacer gárgaras con agua de canela o chupando una rama de canela, actúa como sedante.

Dientes. Por sus propiedades analgésicas es un remedio natural contra dolores dentales.

La **canela** facilita y mejora la actividad digestiva, estimula la actividad de la tripsina (enzima digestiva), proporcionando un efecto antiespasmódico en todo el aparato digestivo.

Ayuda a reducir la **hinchazón abdominal**, reduciendo la producción de gases intestinales. Aumenta el metabolismo lipídico, gracias a sus propiedades antioxidantes. Moviliza los ácidos grasos desde el tejido adiposo hacia la célula para obtener energía.

Ayuda a eliminar el exceso de líquidos, gracias al estímulo que ejerce sobre el riñón.

Si estás pensando en hacer dieta y quieres incrementar su **efecto adelgazante,** puedes incorporar una taza diaria de **té de canela**. Esta infusión, a través de sus propiedades, te ayudará a perder peso en forma efectiva y natural. Diario, media hora antes de acostarse y media hora antes de desayunar, beba miel con canela hervida en una taza de agua.

A pesar de todo ello, no se recomienda nunca abandonar el tratamiento convencional prescrito por el profesional, cuestión que jamás debemos olvidar. Aunque siempre podrás disfrutar del sabor de esta especie aromática, en tus infusiones, ya que la canela es la especia imprescindible para aromatizar el té.

CAMOTE

Además de estar repleto de sabor y color, el camote, también conocido como ñame o boniato, está cargado con mucha fibra, vitaminas y minerales que benefician a tu cuerpo. El nutriente más abundante es la vitamina A, que viene del beta caroteno, siendo esta vitamina la que le da su color tan peculiar. La vitamina A tiene grandes beneficios en **tu sistema inmunológico y en tu vista.** Además, es un potente antioxidante, por lo que ayuda a eliminar los radicales libres que contribuyen al desarrollo de enfermedades del corazón, diabetes, cáncer y artritis. Al igual que la vitamina A, la vitamina C es un excelente antioxidante, también **mantiene fuerte tu sistema de defensa y disminuye el riesgo de gripes y catarros, tan frecuentes en los climas fríos que se aproximan.** Al comer camote, también obtendrás una cantidad considerable de esta vitamina.

El mineral más abundante en esta raíz es el potasio, que te ayuda a mantener **la presión arterial normal y a conservar la salud de tu corazón.** Este alimento, rico en vitaminas y minerales, también es alto en carbohidratos complejos, principalmente fibra, que te ayuda a gozar de **una buena digestión, a mantener sano tu corazón y a controlar tus niveles de colesterol y glucosa.**

Todos estos beneficios podrías obtenerlos con una sola porción (½ taza) de camote, con no más de 100 calorías. Aprovecha este otoño para prepararlo de muchas maneras. Las mejores formas de cocinarlo son: cocido, en puré y al horno. También puedes utilizar el puré del camote cocido para hacer panes, pies y pudines.

CEBADA

La planta de cebada, cuyo nombre científico es Hordeum vulgare, posee propiedades diuréticas, ya que estimula la función renal, contribuyendo a la eliminación de líquidos del organismo. Además tiene propiedades digestivas, en tanto genera un aumento de la producción de bilis, con lo cual estimula el funcionamiento del sistema digestivo.

La planta de cebada también posee propiedades antiespasmódicas. Por otra parte, es un excelente estimulante del sistema nervioso, además de ser un alimento muy completo, debido al gran contenido de nutrientes que entran en su composición.

Los principales beneficios curativos de la planta de cebada son:

- Como digestivo, la cebada favorece **la secreción de bilis, por lo que resulta ser excelente para tratar casos de estreñimiento o desórdenes digestivos.**

- Por sus propiedades antiespasmódicas la cebada es muy útil en casos **de diarreas y acumulación de gases, tanto en niños como en adultos.**

- Como diurético, la planta de cebada actúa estimulando la función renal, con lo que genera un aumento de la **eliminación de líquidos del organismo. Por tal razón, es muy útil para tratar infecciones urinarias, como también casos de cistitis y ayuda a disminuir el sobrepeso.**

Otras propiedades medicinales de la cebada son: **Antifebriles:** la planta de cebada ayuda a **disminuir la fiebre.**

Expectorante: esta planta es beneficiosa para tratar enfermedades bronquiales que presenten una acumulación de secreciones en los pulmones. La cebada es un alimento muy nutritivo, su consumo está especialmente indicado**, para casos de** debilitamiento**,** debido a su contenido de hierro, además de ser un **excelente estimulante de la actividad cerebral.** Debido a su composición, la cebada podría ayudar a tratar problemas relacionados con los **estados anímicos**, ya que contiene sustancias relacionadas con la producción de serotonina. **Serotonina.** Este neurotransmisor abunda en las zonas del cerebro relacionadas con el estado de **ánimo y el sueño)** Los bajos niveles de serotonina en la persona, explican en parte por qué problemas para dormir, **estados de agresión, depresión y ansiedad e incluso a las migrañas**, debido a que cuando los niveles de serotonina bajan, los vasos sanguíneos se dilatan o hinchan.

La cebada tiene propiedades demulcentes, por lo cual es recomendable de utilizar para tratar malestares en **la garganta** o amígdalas. • **Alteraciones hormonales de la mujer**, por su contenido en isoflavonas, que le confieren capacidad estrogénica. Al mismo tiempo su riqueza en Calcio, Magnesio y muchos otros minerales la hacen muy interesante para problemas de **Osteoporosis y falta de Calcio.**

- **Anemias** por la capacidad antianémica de la clorofila, por su contenido en ácido fólico, hierro y cobre que favorecen y estimulan la síntesis de hemoglobina.

- **Potenciador** de la energía sexual y del fluido seminal gracias a su contenido en zinc.

- En casos de astenia y fatiga primaveral.

- **Embarazo:** es sabida la garantía de salud para el feto si se mantiene una alimentación alcalinízate y equilibrada durante el embarazo.

- **Lactancia**: por su contenido en vitaminas, minerales, proteínas e isoflavonas con capacidad estrogénica.

- **En enfermedades cardiovasculares**, gracias sobre todo, a su contenido en ácidos grasos esenciales (hipolipidemiantes, antiateromatosos, hipotensores, antiagregantes plaquetarios, etc.), a determinados minerales (Potasio, Calcio, Magnesio, etc.) y a su poder alcalinizante.

- Hipercolesterinemias por su contenido en ácidos grasos esenciales y clorofila.

- **Cirrosis y esteatosis hepáticas**, por su contenido en colina (sustancia que se opone a los depósitos de grasa en el hígado) y en ácidos grasos esenciales.

- **Situaciones de estrés** ya que nos produce un mayor consumo y excreción de minerales (potasio, calcio, magnesio) y vitaminas, especialmente del grupo B (B1, B2, B6, niacinamida, ácido pantoténico, así como vitamina C, A, ácido fólico, colina y biotina).

- **En la rigidez muscular sobre todo de hombros y espalda**. Esto es debido a una acúmulo de ácido láctico, sobre todo gracias al estrés. El efecto alcalinizante y remineralizante de la cebada es fundamental en estos casos.

- **Convalecencias y personas mayores** por su **contenido en vitaminas, minerales, proteínas, clorofila, etc.**

- **Deportistas:** además de ser ideal para reponer la gran cantidad de minerales que han perdido por el sudor, la cebada por su poder alcalinizante, contrarresta los efectos de la acidosis producidos en los períodos de máximo esfuerzo muscular, impidiendo la aparición de agujetas.

- **Alteraciones gástricas e intestinales**, por su contenido enzimático, en clorofila, vitaminas y minerales, colabora en la digestión de los alimentos, favoreciendo su asimilación y correcta utilización por parte de las células

- En procesos reumáticos **(artrosis, artritis, gota,** etc.) en donde existe una gran tendencia a la acidosis del organismo, la cebada tiene un gran campo de acción tanto por su poder alcalinizante como por su contenido en vitaminas y minerales.

- En niños por su riqueza en vitaminas, minerales y clorofila, es muy útil en períodos de **crecimiento, en falta de apetito, desarrollo muscular insuficiente, durante el periodo escolar, en caso de infecciones repetitivas, etc.**

CEBOLLA

Sus propiedades son muchas, sobre todo si se consume cruda ya que la mayor parte de sus propiedades terapéuticas están en las sustancias volátiles que son las que nos hacen llorar cuando las cortamos. Aquellas personas que no toleran la cebolla cruda pueden aliñarla con aceite de oliva (pica menos) o bien comer poquita pero más a menudo o tomarla ligeramente cocida.

Tiene un gran efecto alcalinizante sobre nuestro organismo lo que ayuda a remineralizarnos y eliminar las toxinas más fácilmente. La cebolla es un buen diurético y está por ello muy bien aconsejada cuando **hay edemas, hinchazones o cualquier problema de las vías urinarias.**

Los hombres deben aprovechar que también beneficia a **la próstata**. Ayuda en los **reumatismos ya que favorece la eliminación del ácido úrico.** Su riqueza en Azufre y otros compuestos azufrados hacen que sea especialmente indicada para **fortalecer el cabello y mantener una piel más sana.** Estos mismos compuestos azufrados y sus flavonoides le confieren también un gran poder bactericida y es así un **gran desinfectante natural.** En casos de **tifus, gripes, disenterías, resfriados y otras infecciones** siempre será de gran ayuda el tomar mucha cebolla.

Nuestro sistema nervioso también se beneficiará del contenido en fósforo y azufre de la cebolla. Por ello se recomienda tomar mucha cebolla a personas **con depresión, agotamiento nervioso o insomnio.** A nuestras **arterias** "les encanta" la cebolla ya que gracias a sus minerales favorece su elasticidad y además las mantiene limpias de grasas como el **colesterol**. Es por este motivo muy indicada en cualquier problema **cardiovascular así como en la hipertensión.**

Los asmáticos deberían tomar cebolla cada día ya que sus efectos sobre esta enfermedad están muy bien documentados. Y es que la cebolla, gracias a su riqueza en Tiosulfinatos, alivia la constricción de **los bronquios.** Además es muy rica en Quercitina que también **alivia las alergias** (que son otro factor que complica el asma). Por si fuera poco, antes hemos comentado su gran poder bactericida que ayudará a los asmáticos a hacer frente a las infecciones respiratorias que a menudo se les complican y terminan en una crisis asmática.

Entre capa y capa de la cebolla hay una especie de tela muy fina. **Si la aplicamos sobre una herida esta cicatriza más rápido y se reduce el riesgo de infección.** Otro **uso tradicional muy eficaz** es cortar una cebolla grande por la mitad y dejarla en nuestra mesita de noche junto a nuestra cama cuando tenemos **resfriados, dificultad en respirar o mucha tos.**

Ajos y cebollas: Hace 3.500 años los egipcios ya conocían las propiedades del ajo para **el tratamiento de tumores**. Estudios realizados en China, Holanda e Italia han mostrado el importante papel que tiene el ajo y su familia (cebollas) en la prevención de **cánceres del tubo digestivo (esófago, estómago y colon).** Los individuos que consumían mayor cantidad de ajo y cebollas tenían tres veces menos posibilidades de presentar cáncer de estómago que los que consumían poca cantidad. En Francia un estudio mostró que el mayor consumo de ajo y cebolla, se asociaba con una menor incidencia de **cáncer de mama.**

CENTENO

El **centeno** se compone de agua, proteínas, lípidos, carbohidratos, minerales (sodio, potasio, magnesio, calcio, manganeso, hierro, cobalto, cobre, zinc, cromo, fósforo, yodo, boro), vitaminas (B1, B2, B3, B5, B6, B8, B9) y aminoácidos, por ésta razón es tan valioso a nivel nutricional, pero investigaciones actuales han demostrado que posee muchas **propiedades medicinales** sobre distintas dolencias, como por ejemplo un marcado **efecto anticancerígeno**.

El triptófano es un precursor de la niacina (vit B3); se transforma en el organismo obteniéndose 1 mg de niacina de cada 60 mg de triptófano. Una dieta rica en triptófano, un aminoácido que actúa como precursor de la melatonina. La melatonina ayuda en la prevención y tratamiento de diferentes **alteraciones del sistema nervioso (como la esquizofrenia, las manías, la depresión, la ansiedad, estrés, etc.) y el sueño.** Para que tenga una acción positiva sobre el sueño hay que consumir de 1 a 5 mg de triptófano al día. Este aminoácido se encuentra en abundancia en los cereales integrales, pavo, atún, plátanos, dátiles, higos secos, nueces, en el yogur y en la leche El triptófano, es muy útil en **los problemas de obesidad** ya que ayuda a que la serotonina controle el apetito, aumenta la liberación de **hormonas de crecimiento,** ayuda a que el **sistema inmunológico** funcione correctamente, colabora en la **inhibición del dolor, etc.**

Se dice que por la noche actúa como **un purificador de la sangre**, manteniendo a la vez la flexibilidad de las paredes arteriales, lo cual se traduce en un equilibrador de la **presión arterial,** con propiedades hemostáticas que en la condición femenina actúa a nivel uterino.

Su riqueza en alcaloides determina sus efectos como estimulador de las fibras musculares lisas, característica que lo transforma en un aliado para la **prevención de esclerosis.** Las **semillas de centeno son energizantes, remineralizantes, laxantes, emolientes y sedantes,** así como el centeno verde actúa a nivel cerebral favoreciendo la microcirculación sanguínea y calmando los estados de excitación cerebral, a la vez que **disminuye los estados inflamatorios.**

El consumo de centeno es recomendable para los trastornos digestivos ya que **favorece el tránsito intestinal,** evitando o **tratando el estreñimiento,** así como su propiedad antiinflamatoria lo transforma en un **bálsamo para los cólicos.**

Otras enfermedades sobre las que actúan las propiedades medicinales del centeno son: **abscesos, adenitis, enfermedades vasculares o enfermedades del corazón, quemaduras, contusiones,** enteritis y en el caso de **hemorroides** se aplica a modo de cataplasmas hechas de granos de centeno frito. El centeno fue utilizado en la antigüedad para **estimular el crecimiento del cabello,** combinándolo con salvia, romero y mejorana, ésta fórmula no solo se asegura que fortalece el folículo piloso, sino que además restaura el color y el brillo del pelo.

El centeno es recomendado en **problemas circulatorios (arteriosclerosis, sangre viscosa, hipertensión, angina de pecho**) y como alimento tónico, reconstituyente, laxante, hipoglucemiante, hipocolesterolemiante y **protector del cáncer.** Los panificados de centeno retrasan el tiempo de vaciado del estómago, lo cual disminuye la sensación de hambre entre horas. Además su consumo también está indicado para **diabéticos** ya que reduce la absorción de azúcares simples, y para personas con niveles altos de colesterol en sangre ya que la fibra arrastra parte del **colesterol** y lo elimina por las heces. El centeno también tiene antienzimas proteicas IT e IC, **antitumorales**; esto lo hace recomendable sobre todo en afecciones del **colon.**

*El centeno sirve para **mejorar la circulación.*** El centeno favorece la circulación sanguínea y también flexibiliza los vasos sanguíneos.

¿Cómo comer centeno? Este cereal se puede alternar con el trigo, es decir, puede comer un trozo de pan de centeno y uno de trigo, o bien, alguna galleta de ambos cereales, ya que con ello facilitará la circulación, por tal motivo es muy aconsejable para las personas que pasan muchas horas sentadas en la oficina.

CEREALES INTEGRALES

Alimentos integrales y sus beneficios

Hoy en día, la gama de variedades culinarias integrales que nos ofrece el mercado es enorme: arroz, pasta, pan, bizcochos, galletas de todas las formas y sabores, etc. Pero... ¿qué es lo que diferencia exactamente a estos productos de los 'ordinarios'? Pues bien, el único 'secreto' consiste en el uso de cereales de grano a la hora de su elaboración. Esto quiere decir que las partes exteriores del grano, el germen y el salvado no se eliminan en el momento de la trituración, tal y como ocurre con los cereales refinados. Una diferencia que hace que dichos alimentos proporcionen al organismo una serie de beneficios, entre ellos:

Mejoran el tránsito intestinal y contribuyen a **prevenir el estreñimiento**. Pueden ayudar a prevenir enfermedades como el **cáncer, en especial el de colon.**

Proporcionan una sensación de saciedad que evita la ingesta de otros alimentos más calóricos, un aspecto importante en las dietas de adelgazamiento. No obstante, esto no quiere decir que se puedan tomar sin medida: lo que realmente varía respecto a los alimentos refinados es su cantidad de fibra, vitaminas, minerales y nutrientes y no tanto en el número de calorías, por lo que se puede decir que tanto unos como otros aportan similar cantidad de energía.

Ayudan a reducir los niveles de **colesterol y, por tanto, el riesgo de enfermedades cardíacas.**

Son ideales para las personas con **diabetes**, ya que su ingesta no produce 'picos' elevados de glucosa en sangre.

Los cereales integrales nos ayudarán a conciliar el sueño, su riqueza en vitaminas **B nutren y calman el sistema nervioso, siendo el grupo de alimentos recomendable en caso de nerviosismo** o dificultades para dormir. El cereal más dormilón y, por tanto, ideal para cenas ligeras es la avena. Podemos comprarla en forma de sémola o en copos, y hacer ricas sopas con ella.

El triptófano es un precursor de la niacina (vit B3); se transforma en el organismo obteniéndose 1 mg de niacina de cada 60 mg de triptófano. Una dieta rica en triptófano, un aminoácido que actúa como precursor de la melatonina. La melatonina ayuda en la prevención y tratamiento de diferentes **alteraciones del sistema nervioso (como la esquizofrenia, las manías, la depresión, la ansiedad, estrés, etc.) y el sueño**. Para que tenga una acción positiva sobre el sueño hay que consumir de 1 a 5 mg de triptófano al día. Este aminoácido se encuentra en abundancia en los cereales integrales, pavo, atún, plátanos, dátiles, higos secos, nueces, en el yogur y en la leche.

El triptófano, es muy útil en **los problemas de obesidad** ya que ayuda a que la serotonina controle el apetito, aumenta la liberación de **hormonas de crecimiento,** ayuda a que el **sistema inmunológico** funcione correctamente, colabora en la **inhibición del dolor, etc.**

El arroz integral es una perfecta opción si buscamos cenas ligeras, es un buen diurético natural y combinado con un poco de ensalada es un plato muy equilibrado. Los cereales consumidos en grano (mijo, quínoa, trigo, etc.) nutren y no engordan.

CEREZA

Los beneficios de la cereza son múltiples, y a ellos los conocemos gracias a la composición nutricional de la cereza, y hasta hemos hablado de la cerezaterapia, una terapia alternativa a partir de estos pequeños frutos. Además, la cereza puede prevenir **la gota, y también la artritis.**

Las propiedades de la cereza competen a muchas partes de nuestro organismo, y desde el sistema óseo al sistema circulatorio muchas partes de nuestro organismo se ven beneficiadas a partir de su consumo. En primer lugar esto se debe a que las cerezas **enriquecen nuestra sangre**, y además nos ayudan a **disminuir el colesterol**, permitiendo un mejor fluir de la misma a lo largo de nuestras venas. Además, a la cereza se le asocia un potencial para **reducir la diabetes, problemas asociados a la edad como el Alzheimer** o bien para **mejorar nuestras articulaciones**.

El cóctel nutricional de la cereza contiene hierro, potasio, calcio, fósforo, sodio, magnesio, silicio, Vit, A, B1, B2, B6, B3 y C. Es buena para el reumatismo, la gota y la arteriosclerosis por su contenido de ácido salicílico. Comer 20 cerezas por día es suficiente para aprovechar sus beneficios, lo que es lo mismo que tomar 150 ml de jugo de cerezas frescas. De hecho, esto puede reducir los riesgos **de ataque cardíaco** en un 20%.

Actualmente gracias al acelerado ritmo de vida que llevamos las personas de la ciudad, es muy común padecer de insomnio y problemas para dormir.

El triptófano es un precursor de la niacina (vit B3) y producen la hormona Serotonina. La serotonina es un neurotransmisor central que juega un papel muy importante en el humor, ansiedad, sueño, dolor, conducta alimentaria, sexual y un control hormonal hipotalámico. Ésta además regula las funciones neuroendocrinas y las funciones cognitivas. **La serotonina actúa sobre los núcleos de control del apetito, disminuyendo el hambre y la ingesta de alimentos.**

Los bajos niveles de serotonina en la persona, explican en parte por qué problemas para dormir, estados de agresión, depresión y ansiedad e incluso a las migrañas, debido a que cuando los niveles de serotonina bajan, los vasos sanguíneos se dilatan o hinchan.

Es por ello que los investigadores se han preocupado por esta problemática y han hecho algunos estudios al respecto, donde se pudo demostrar que **tomar un vaso de jugo de cereza puede ayudar a las personas que sufren de mucho estrés.** Gracias a esos estudios se pudo llegar a la conclusión sobre que los adultos que tomaban dos vasos de jugo de cereza al día eran capaces de descansar hasta 39 minutos más que las personas que no lo tomaban, y que inclusive solían despertarse menos en las madrugadas que aquellos que tienden a tener problemas para conciliar el **sueño**. **Las cerezas:** Son **las píldoras del sueño** más naturales, ya que contienen *melatonina, serotonina, triptófano* y son ricas en azúcares para elevar la insulina. (La melatonina ayuda en la prevención y tratamiento de diferentes **alteraciones del sistema nervioso como la esquizofrenia, las manías, la depresión, la ansiedad, estrés, etc.)**

CIRUELA PASA (SECAS)

Las ciruelas pasas son un poderosísimo antioxidante. De hecho, se estima que es el fruto de consumo habitual que mayor capacidad tiene en dicho sentido. Las ciruelas pasas son buenas contra la retención de líquidos, ya que al poseer altas dosis de potasio, contribuyen a la depuración de toxinas por intermedio de la orina.

Las ciruelas pasas contienen una cantidad de fibras muy superior a las ciruelas frescas, razón por la cual son perfectas para el **estreñimiento**. De hecho, son uno de los más habituales remedios caseros contra ese problema.

También son una interesante fuente de **energía** en una cantidad reducida y de poco peso, por lo cual son ideales para tomar entre comidas cuando se siente **cansancio físico o mental**. Pero a no sobrepasarse: en tan sólo 100 gramos pueden llegar a tener más de 200 calorías.

COCO

Los beneficios del coco son ciertamente interesantes para personas sanas de todas las edades, especialmente cuando, y esto hay que decirlo bien claro, es consumido de manera ocasional.

Esto es así porque enriquece la dieta con una serie muy interesante de sustancias nutritivas, al ser una fruta muy rica en **hierro y potasio**, y en definitiva en aquellas sales minerales que participan en la propia mineralización de los huesos, como pueden ser el calcio, el fósforo o el magnesio.

También es interesante su contenido en fibra, lo que confiere al coco propiedades ciertamente laxantes, ayudando a su vez **a reducir y bajar el colesterol alto** y **a controlar el azúcar en sangre**, siendo igualmente ideal para diabéticos.

En lo que se refiere a las distintas vitaminas que posee esta fruta, destaca la vitamina E, como sabemos, de importante acción antioxidante.

No obstante, el coco es una fruta **que no se aconseja para aquellas personas que sufran alguna dolencia cardiovascular al contener una importante cantidad de ácidos grasos saturados, así como a aquellas personas que se encuentren siguiendo una dieta de control de peso, al poseer un elevado valor energético.**

Es ideal por ejemplo como postre para los más pequeños, o para **personas que se encuentren débiles.**

COLIFLOR

Entre las diferentes propiedades nutricionales y beneficios que encontramos en la coliflor es su alto contenido en agua, y sin embargo bajo contenido energético, por lo que la coliflor es ideal en dietas de **control de peso**. Es una gran fuente de vitamina C, fibra, ácido fólico, magnesio, potasio y calcio, y cuenta también con propiedades antioxidantes que ayudan a reducir el riesgo de padecer enfermedades **cardiovasculares**.

Dispone a su vez de propiedades diuréticas, por lo que son buenas en casos de retención de líquidos ya que favorecen la eliminación del exceso de líquidos, resultando también beneficiosa en casos de **hipertensión.**

Su procedencia es antigua, pues se empezó a cultivar en las regiones de Asia menor hace miles de años, y en un principio se utilizó como un **remedio para acabar con el dolor de cabeza**. No sería hasta el siglo XVI, cuando se importó a Francia y se empezó a consumir como alimento. En España sería dos siglos más tarde.

Es un alimento primordial en nuestra dieta, tiene un alto contenido en **fibra**, **beta caroteno** (provitamina A), **vitaminas C y K**, minerales **antioxidantes** (zinc, selenio).

Sobre todo destaca por su alto contenido en **folatos que sirven para reforzar el sistema inmunológico**, además de **riboflavina**, importante en la producción de glóbulos rojos, así como **potasio y magnesio**, importantes en el mantenimiento de músculos y huesos. Además no hay que olvidar su **bajo contenido calórico**, que convierte a la coliflor en un alimento estrella en cualquier dieta.

Su consumo se prescribe en dietas **para regular la retención de líquidos y la oliguria (escasa producción de orina)**, así como en casos **de ácido úrico** elevado (hiperuricemia), **gota**, y en aquellas personas que tienen tendencia a la formación de **cálculos renales.**

Las propiedades antioxidantes de la coliflor **ayudan a prevenir el cáncer**. Por ser un vegetal con alto contenido en fibra, previene **especialmente el cáncer de colon**. Además de ello, la coliflor contribuye a la buena salud del sistema nervioso, **combate el estrés y ayuda a relajarse y a dormir mejor.** El contenido de glucosinolatos en la coliflor (237 mg/100 g) es cuatro veces superior que el contenido en el brócoli (62 mg/100 g), coles blancas o rojas (65 mg/g). También existen evidencias de que las poseen un importante papel en la **protección contra el cáncer de mama, vejiga, colon, próstata, páncreas y testículo**. Actúan **frenando el crecimiento tumoral** y produciendo apoptosis (suicidio inducido de las células cancerosas). Si se hierven en abundante agua, se pierde el 56% de los glucosilonatos en los primeros 2 minutos, mientras que si se hierven entre 8 y 12 minutos el contenido de glucosilonatos cae un 70%. En cambio si se cocinan al vapor o fritos (ligeramente) no se altera el contenido de glucosilonatos.

CRANBERRY (ARANDANO)

El jugo de Arándano (Cranberry) y las Infecciones Urinarias

Con frecuencia se pregunta si el jugo de arándano es verdaderamente efectivo para la prevención o de **las infecciones urinarias**. Se creía que al tomar dicho jugo la orina de la persona se haría más ácida, reduciendo así el número de infecciones urinarias. La idea era que las bacterias tenían menos posibilidades de multiplicarse en la orina ácida. Los estudios recientes hablan sobre la efectividad de este jugo, que contiene tres ácidos orgánicos: quínico, málico y cítrico, para prevenir infecciones urinarias. El jugo impide que las bacterias se adhieran a las células epiteliales (células de la piel) del tracto urinario, reduciendo así el riesgo de infecciones. Las investigaciones también demuestran que tomar el jugo puede ayudar a reducir: **el mal olor en la orina, el ardor al orinar, el número de catéteres bloqueados, el calcio en la orina y el daño a la piel** alrededor de los catéteres suprapúbicos. Se considera que el jugo de arándano es una medida preventiva y no un tratamiento para las infecciones urinarias.

Nota: El estudio mostró que tomar 250 cc (equivalentes a 81/3 onzas) de jugo de arándano, tres veces al día, fue efectivo para reducir el número de infecciones urinarias. Otra investigación mostró que tomar 300 cc (equivalente a 10 onzas) de una bebida de arándano por día también fue efectivo. La bebida de jugo de arándano tiene 140 calorías en 8 onzas y también se consigue en forma de bebida de bajas calorías. Para reducir las calorías se puede diluir el jugo con agua.

Frutos rojos: frambuesas, arándanos, fresas, moras, zarzamoras contienen productos fitoquímicos con propiedades biológicas como antioxidantes, anti-cáncer, antineurodegenerativas y anti-inflamatorias. También contienen variadas concentraciones de fenoles que se ha demostrado que inhiben el crecimiento de células **de cáncer de mama, colon, estómago y próstata**. Los arándanos poseen un elevado efecto antiinflamatorio y son una de las frutas con más alto contenido en quercetin que es uno de los flavonoides más extensamente estudiados por su actividad anticáncer incluyendo **el cáncer de mama, colon, páncreas y leucemia**.

La piel de los arándanos y de la manzana contiene ácido ursólico que también se ha demostrado que inhibe el crecimiento de varios **tumores** y el ácido ursólico impide la invasión tumoral y las metástasis.

CHAMPIÑON

Su efecto remineralizante es muy útil en caso de personas enfermas o aquellas que no pueden tomar carne (contienen proteínas fácilmente asimilables).

Su contenido en Selenio le confiere un efecto antioxidante. 88 % de agua. 4 - 5 % de proteínas. 6 % de hidratos de carbono. 0´3 % de grasas.

Más que una gran cantidad de minerales, el champiñón contiene una gran variedad destacando el contenido en Selenio, Fósforo, Magnesio y Potasio.

Contienen también pequeñas cantidades de vitamina A (especialmente los silvestres), C (se pierde rápidamente si no son muy frescos) B1 y D.

El contenido calórico del champiñón es bajo, siendo muy adecuado en dietas depurativas o para **perder peso**. Su aporte de fibra no soluble **favorece un efecto saciante**.

Aporta un contenido en grasas bajísimo siendo éstas, eso si, muy saludables (ácido linoleico) No contienen, pues, colesterol. Los hongos y setas, en general, absorben fácilmente los metales pesados y la radioactividad. Por ello se recomienda comprarlos cultivados o no recolectarlos nunca cerca de carreteras o de industrias. Si el champiñón es silvestre hemos de cuidar también que no contengan parásitos, estén contaminadas y sobre todo asegurarnos que es la especie adecuada.

CHAYOTE

El chayote tiene excelentes propiedades y su consumo reporta muchos beneficios para la salud. Posee un alto contenido en **antioxidantes y vitamina C y muy pocas calorías. Está especialmente indicado para ayudar a la circulación, en la diabetes, en enfermedades del estómago y por su efecto diurético, contra la retención de orina.**

No sólo se consume el fruto, sino que además se aprovechan sus hojas y raíces. Las hojas son empleadas en infusiones, mientras que las raíces pueden emplearse en reemplazo de las patatas. Por otra parte, 100 gramos de su fruto aporta sólo 22 calorías, con un 0,2% de grasas, sin poseer grasas saturadas, ni colesterol y con un contenido de 2,2 gramos de fibra, 22,4 mg de calcio y 165 mg de potasio, 5,1 gramos de carbohidratos y 1,1 gramos de proteínas y aminoácidos esenciales, muy beneficiosos para la salud. Por todas estas razones, el chayote puede ser incluído en las dietas hipocalóricas, entre los **alimentos para perder peso.**

CHIA

Además de su altísimo contenido en Omega-3, la Chía tiene también otros componentes muy interesantes para la nutrición humana: Antioxidantes, fibra, proteínas, vitaminas B1, B2, B3, y minerales tales como fósforo, calcio, potasio, magnesio, hierro, zinc y cobre. Es un alimento alto en proteína y aminoácidos esenciales, bajo en carbohidratos, alto en Omega 3, no contiene colesterol ni grasas trans. Y es alto en fibra soluble que permite una fácil digestión.

Al consumir grasas ricas en Omega-3 se produce colecistoquinina, **hormona que envía señales de saciedad al cerebro y nos ayudan a perder peso.**

A continuación, los 55 Beneficios del omega 3. Éstas son las dolencias de salud que se mejoran o que se pueden prevenir: Estabilizan el **metabolismo, Acné,** Alto nivel **de triglicéridos, Angina** inestable, **Artritis, Artritis reumatoide, articulaciones, Asma, Ataques al corazón, Aterosclerosis, Autismo, Cáncer cervical, de mama, de próstata, Cáncer e hígado** graso, Todos **los cánceres,** Malas Metástasis de cáncer, Coágulos de sangre-anti trombótico, **Colesterol HDL** bajo, mejor control de **inflamación,** Degeneración Macular-Daño a la retina-Ceguera, **Mala visión, Diabetes tipo 2,** Disfunción **Endotelial,** Enfermedad de **Alzheimer, Envejecimiento** acelerado, **Gota, Hipertensión** , Inflamación general-indicador importante de envejecimiento, **Lupus,** Mala **memoria,** Muerte repentina- **arritmia, Nacimientos prematuros, Osteoporosis, Quemadura del sol-cáncer de piel,** Repetición de **ataques del corazón, Resfriados, gripas,** Restenosis de angioplastia y de cirugía abierta **del corazón, Síndrome del ojo seco, Soriasis,** Subdesarrollo **cerebral del neonato, Tensión arterial alta,** Uñas, pelo y piel malas, Desorden **bipolar,** Cociente de **inteligencia bajo** en niños, **Demencia, Depresión** , **Depresión postpartum, Mal genio del niño, Mala concentración, Declinación mental, Agresión, comportamiento antisocial, El desorden de déficit de atención-ADD y ADHD.**

Reducción de Colesterol y Triglicéridos. El consumo diario de Chía ayuda a reducir los niveles de colesterol total y triglicéridos, e inclusive a modificar la relación de colesterol de alta densidad y baja densidad a una sana relación de los mismos.

Contiene Antioxidantes. La Chía contiene antioxidantes en cantidades importantes que ayudan a **desacelerar el proceso de envejecimiento celular y a mantener un sistema inmunológico saludable.**

Ayuda a conservar el peso. Esto es debido a que las semillas de Chía tienen la capacidad de absorber nueve a doce veces su peso en agua. Lo que le hará sentir satisfecho y a su vez estará consumiendo un alimento nutritivo

No es transgénico. La Chía es la mayor fuente natural de Omega-3 y no ha sufrido modificaciones en más de 3.500 años. Sus genes no han sido modificados (GMO) siendo una ventaja para las personas preocupadas por el consumo de alimentos transgénicos.

La dosis recomendada es de 2 cucharadas soperas de chía al día.

CHICHAROS

Los chicharos de igual forma son conocidos como guisantes o arvejas. Los chicharos pertenecen a la familia de las leguminosas, tiene un **alto contenido de proteína** (22.5%), sus semillas están contenidas en vainas o legumbres, y son estas las que se consumen.

*Los chicharos tienen propiedades que benefician **la circulación de la sangre.***

*Al mismo tiempo que disminuyen el **colesterol malo.***

*Tienen la capacidad de **controlar el azúcar** que viaja por la sangre sin necesidad de **insulina, lo que da la impresión de estar satisfecho por más tiempo proporcionando más energía por lo que es recomendable en dietas de adelgazamiento.***

***Son ideales para niños y jóvenes en crecimiento,** ya que aportan las proteínas necesarias para el desarrollo y renovación celular.* Contiene cantidades considerables de hierro, calcio y fósforo los cuales favorecen la prevención de anemia y osteoporosis, dándole al cuerpo energía auxiliando la formación de huesos.

Contienen mucha fibra por lo que **ayuda al transito intestinal y previene el cáncer de colon.**

Del mismo modo es rico en vitamina B **ayudando al correcto funcionamiento del sistema nervioso manteniendo un estado de ánimo mas positivo.**

Cuánto comer de chicharos a la semana: Una porción equivale a media taza de chicharos, que puede consumirse hasta tres veces por semana.

CHILE ROJO, VERDE O AMARILLO

El chile se diferencia entre sí por el color (rojo, verde o amarillo), el sabor (dulces o picantes) y por la forma (alargados o acampanados). Estas peculiaridades son las que marcarán el tipo de chile que estamos comprando: chiltepes, jalapeños, anaheim, pimiento, dulces y campaneros.

Lo normal es comprarlos secos o en polvo, debido a que es más difícil encontrarlos en estado natural. Se pueden comer frescos, cocinados, como un condimento ligero, en aceite de oliva, o con vinagre, cebolla y perejil.

El piquín o del monte es considerado el ancestro de todas las formas de chiles conocidos. Se encuentra ampliamente distribuido en forma silvestre y es muy apreciado, debido a su agradable sabor y porque no irrita el sistema digestivo. Es altamente cotizado; el valor que alcanza en el mercado es hasta 40 veces mayor al de los chiles serranos y jalapeños.

En grandes dosis, el picante resulta un poderoso irritante y **no se recomienda su ingestión a quienes padecen enfermedades de tipo digestivo, como úlceras o gastritis, y a quienes sufren de hemorroides.**

Una de las sustancias que contienen los chiles es la capsicina. Un chile nunca contiene más de 2 por ciento de esta sustancia, la cual, desde tiempos precolombinos tiene fama de tener propiedades medicinales y es de gran valor en la dieta del ser humano.

Tienen un alto contenido de potasio y vitaminas A y C, además de bajo contenido en sodio. Contienen hierro, magnesio, tiamina, riboflavina y niacina.

Una comida que los incluya acelera el ritmo metabólico en 25 por ciento, provocando un consumo adicional de 45 calorías y reduciendo las grasas de la dieta. Es una excelente forma de agregar sabor a las comidas, sin un sólo gramo de grasa.

Poderoso antioxidante: Investigaciones han revelado que **la capsicina podría desnutrir las células cancerígenas antes de que éstas causen algún tipo de problemas.** Además, la capsicina es un poderoso antioxidante, que puede **mantenernos jóvenes durante más tiempo. También es un expectorante y descongestionante natural, que ayuda a prevenir la bronquitis.**

En la medicina alternativa se aconseja cada vez más incluir el chile en la dieta habitual, aunque sin abusar, porque según los naturópatas, contiene propiedades curativas **para los reumas, es un antiséptico y estimula la circulación.** El chile más picante es el llamado habanero. Está valorado con una clasificación que va de 100 mil a 350 mil unidades Scoville. En contraste, el chile serrano sólo contiene entre 5 mil y 15 mil unidades.

CHILE CAYENA

La pimienta de Cayena contiene una cantidad de antioxidantes y vitamina A, así también como la capsaicina, un ingrediente especialmente aplicado en los programas **de pérdida de peso.** Éste es un químico que le da a la pimienta su sabor picante y que es también usado en la fabricación del gas pimienta. Los estudios realizados sobre los efectos de la capsaicina en el sistema digestivo humano demuestran que ésta produce una sensación de calor en el abdomen, lo que hace que uno se sienta satisfecho y así **suprime el apetito.** La gente que participó en los estudios realizados reportó de manera abrumadora la sensación de saciedad. Otro efecto secundario que se ha demostrado en las investigaciones es que tiene la capacidad de producir un incremento del índice metabólico.

• La pimienta de Cayena es una sustancia natural y económica. Se puede obtener fácilmente en los supermercados, donde se vende como una especia para darle sabor a las comidas.

• Numerosos estudios han demostrado que suprime el apetito y que presenta propiedades termogénicas.

• Se sabe que mejora la circulación y que es efectiva en el tratamiento del **dolor de garganta y molestias crónicas.**

• A diferencia de otros productos que ayudan a la pérdida de peso, no se han encontrado efectos adversos serios con el uso de la pimienta de cayena.

Desventajas: La gente que presenta riesgos de contraer una úlcera o que tiene problemas digestivos debería evitar el uso de la pimienta de cayena. La gente que quiere logar una pérdida de peso de manera drástica y quemar grasas necesitará otros suplementos. **Si usted está ingiriendo algún tipo de medicamento podría sufrir de alguna reacción desagradable al consumir la pimienta de cayena**. Ningún estudio ha probado clínicamente que la pimienta de cayena asista a la pérdida de peso de manera efectiva.

CHOCOLATE (NEGRO)

Aleja la depresión. El chocolate nos ayuda a sentirnos mejor, otros estudios han comprobado que es cierto, nos sube los ánimos especialmente en tiempos del síndrome pre-menstrual. Después de un chocolate la vida cambia.

Ayuda al corazón. Estamos hablando del órgano vital no de asuntos románticos. El chocolate tiene componentes llamados flavonoides que ayudan a evitar el congestionamiento de las arterias y así ayudan a **prevenir ataques al corazón y derrames.**

Son ricos en antioxidantes. Los antioxidantes son vitaminas muy valiosas para nuestra salud. La cocoa es el ingrediente que tiene niveles más altos de magnesio.

El chocolate negro posee una elevada cantidad de polifenoles. Cuarenta gramos de chocolate negro contiene casi la misma cantidad de polifenoles que una taza de té verde y el doble que un vaso de vino tinto. También contiene 35% de ácido oleico, que en un ácido graso mono insaturado encontrado también en el aceite de oliva. Las proantocianidinas del cacao **disminuyen el crecimiento del tumor de pulmón.**

Como consumir chocolate: Si comes mucho chocolate del que venden en todos los lugares no lo dudes estas ingiriendo muchas calorías vacías en la forma de azúcar y grasa del peor tipo, no te lo recomendamos. Lo que hace valioso al chocolate es el cacao y para que de los resultados anteriores hay que consumir chocolate oscuro con por lo menos 70% de concentración de cacao.

DATILES

Los dátiles son un alimento muy energético, tanto **para los músculos, cómo para el cerebro**, por lo que están especialmente recomendados en la dieta de **deportistas** y de personas sometidas a un **esfuerzo intelectual intenso.** Entre sus propiedades medicinales se destaca su alto contenido en hierro, por lo que es ideal en el tratamiento de **la anemia ferropénica**, además de aliviar los síntomas de la anemia en general, debido a que es muy rico en vitamina B5. Los **dátiles** ayudan al tratamiento de la anemia de diferentes modos. Por un lado, su alto contenido en ácido pantoténico o vitamina B5, necesaria para la transformación de las grasas e hidratos de carbono en energía, alivian los síntomas de la anemia, relacionados con **el cansancio permanente y el agotamiento.** Por otro lado, los dátiles contienen cobre, que interviene en **la formación de la hemoglobina de la sangre.**

Más allá de estos indudables beneficios que aportan los dátiles a quienes padecen anemia, también es útil para combatir **el estrés y el nerviosismo.** Tal es así, que se recomienda, comer algunos dátiles antes de ir a dormir, dado que por su contenido en triptófano, estimula la formación de melatonina, la que **evita el insomnio.**

Se suma a las propiedades de los dátiles, su alto contenido en vitamina B3 o niacina, que ayuda a disminuir **el colesterol y la presión arterial.** Además, por ser ricos en fibras favorecen el tránsito intestinal y también, la eliminación de líquidos, gracias a su contenido en otros minerales, como el potasio.

Es de destacar el alto contenido en **triptófano** de los dátiles. El triptófano es precursor de la serotonina, con lo cual el consumo de dátiles **mejorará nuestro estado de ánimo.** También es precursor de la melatonina y por ello el hecho de comer unos cuantos dátiles antes de ir a dormir favorece el **sueño reparador.**

Los dátiles son muy ricos en hidratos de carbono, que proporcionan **energía**. Pero no se trata de una energía "vacía", como la del azúcar refinado, por poner un ejemplo, que agotamos enseguida. Los hidratos de los dátiles se liberan poco a poco, con lo cual nos servirán para esos momentos en los que tenemos un poco de hambre y necesitamos comer algo antes de la siguiente comida principal: con unos pocos nos sentiremos satisfechos durante bastante rato.

Lamentablemente, los dátiles están tan ricos que no podemos evitar comer unos cuantos y, por desgracia, **su contenido calórico es bastante alto**: unas 270 calorías por cada 100 gramos, contenido que aumenta considerablemente si los dátiles están confitados (son los más brillantes). Por otro lado, las personas **diabéticas** han de consumirlos con mucha moderación.

DURAZNO

Están compuestos por más de 88% de agua y son ricos en potasio, calcio y sodio. Son fácilmente digeribles y tienen una fuerte reacción alcalina sobre todo el cuerpo

- **Ayudan a estimular la secreción de jugos digestivos.**

- **Tienen un efecto laxante y diurético sobre el organismo**

- Auxilian en la limpieza de **los riñones y la vesícula biliar**

- Cuando se cocinan o enlatan, pierden todos sus elementos vitales

- Si se les añade azúcar, su reacción es acida en el organismo

Nunca se debe utilizar azúcar para endulzar frutas de ninguna especie, y es preferible no usarla nunca. Un buen sustituto para el azúcar es la miel de abejas pura, que aparte de sabrosa es alimenticia.

EJOTES

Son una importante fuente de proteínas, minerales, vitamina B6, vitamina C y ácido fólico, además de ser diuréticas y digestivas.

Su bajo contenido calórico las hace muy recomendables cuando queremos **bajar de peso** y estamos a dieta. Son muy remineralizantes, fáciles de digerir (no producen gases) y muy pobres en Sodio (ideal para la gente con **hipertensión)**

Se pueden comprar casi todo el año ya que por un lado se cultivan bien en invernaderos y además se pueden comprar congeladas o en conserva. Lo ideal es consumirlas en verano ya que es cuando se cosechan.

Si al partirlas no se doblan, no están demasiado duras, no se marcan demasiado las semillas y su color es intenso, seguramente estamos comprando unas judías verdes o ejotes muy frescas y en su punto optimo de maduración.

ELOTES

El maíz es una planta gramínea americana, conocida en Centroamérica como elote y en Sudamérica como choclo. Esta planta posee muchas aplicaciones medicinales, además de tener excelentes propiedades nutricionales y de constituir un alimento esencial en la dieta de muchos países, ya sea en la forma de granos, harina o aceite de maíz.

Entre los beneficios del maíz para la salud se destacan: La cocción de los pelos o barba de la mazorca de maíz se emplea **para aliviar problemas renales, ya que ayuda a limpiar las vías urinarias, eliminando líquidos y combatiendo la hinchazón.**

Receta de remedio diurético de barbas de maíz: Ingredientes: barbas de maíz, 30 gramos, agua 1 litro. Preparación: Hierve las barbas de maíz en el agua, durante 5 minutos. Cuela. Bebe una taza de esta preparación tibia o fría, al menos tres veces al día.

Por otra parte, las cataplasmas hechas con harina de maíz sirven para **eliminar inflamaciones**. Mientras que las cataplasmas preparadas a partir de la cocción de los granos de maíz sirve para el **tratamiento de llagas, forúnculos, heridas, contunsiones y dolores reumáticos.**

Receta de cataplasma de harina de maíz

Ingredientes: harina de maíz, 200 gramos aguardiente, 400 cm higos secos triturados, 200 gramos, mostaza, 20 gramos

Preparación: Mezcla todos los ingredientes y deja macerar durante dos días. Revuelve hasta que quede de una consistencia pastosa.

Modo de aplicación: Unta la zona lesionada o dolorida con aceite de oliva. Aplica la cataplasma. Deja actuar por lo menos dos horas, antes de retirar.

Además, el maíz ayuda **a bajar la presión arterial, a controlar la diabetes, a bajar el colesterol y es usado para trastornos digestivos, como dolor de estómago, estreñimiento y vómitos.**

ESPARRAGOS

Los espárragos son **ricos en vitaminas**, las que más se destacan dentro de sus componentes **C, B1, B6 y E**, las cuales se encuentran en una proporción de 12, 0.2, 0.1 y 2 miligramos por cada 100 gramos de espárragos.

Por otra parte, los espárragos tienen cerca de un **90% de agua**, por lo que favorecen la eliminación de líquidos acumulados en nuestro organismo. Los espárragos presentan 2.5 gramos de **proteínas** y 2 gramos de **fibra**, por cada 100 gramos.

Los espárragos suponen una ventaja muy grande para la salud y la alimentación del ser humano, ya que consumido de manera efectiva, sirve para **nutrir el organismo, sino que también podrían ayudar a combatir determinadas enfermedades consideradas como crónicas.**

De esta manera es que los beneficios del espárrago tienen muy buenos resultados al combatir la **alopecia** (cuando el pelo se cae a mechones dejando una área sin pelo del tamaño de 25 centavos americanos), para lo cual se lo debe de comer crudo y en ensaladas, siendo que muchas personas lo suelen rayar para que éstos tomen una apariencia decorativa al consumirlos.

De igual manera, para combatir a la **anemia e**s que los beneficios del espárrago aportan ácido fólico así como con hierro, siendo indispensable que éstos sean consumidos también en ensaladas.

Y si hablamos de la **artritis,** para poder aprovechar los beneficios del espárrago se debe hervir 60 g de su raíz en 1 l de agua, esto durante unos cinco minutos. La preparación obtenida se debe de beber unas dos tazas al día; también podríamos exprimir los espárragos y obtener un jugo del que beberemos dos cucharadas diarias.

Muchos de los beneficios del espárrago se pueden encontrar justamente **en el zumo que obtenemos de las raíces de este vegetal, siendo efectivo para diferentes problemas tales como afecciones del corazón, estreñimiento, problemas de obesidad, alteraciones del sistema nervioso, eliminación de las toxinas en las articulaciones entre otros malestares más.**

ESPINACAS

Las espinacas están compuestas en su mayoría por agua. Su contenido de hidratos de carbono y grasas es muy bajo. Aunque tampoco tiene una cantidad muy alta de proteínas, es uno de los vegetales más ricos en este nutriente. Su contenido en fibra, al igual que ocurre con la gran mayoría de las verduras, es considerable, lo que es beneficioso para la salud.

Las espinacas destacan sobre todo por una riqueza en vitaminas y minerales que sobrepasa a la de la mayoría.

En relación con su riqueza vitamínica, las espinacas presentan cantidades elevadas de provitamina A y de vitaminas C y E, todas ellas de acción antioxidante. Asimismo es muy buena fuente de vitaminas del grupo B como folatos, B2, B6 y, en menor proporción, también se encuentran B3 y B1 La espinaca contiene una alta cantidad de **vitamina K** dentro de sus componentes.

Esta planta posee entre sus componentes, **ácidos grasos no saturados**, destacándose el **oleico y el linoleico** (Omega 3) Estos son los responsables de que la espinaca estimule el buen funcionamiento del aparato circulatorio. Además, contiene una importante cantidad de **ácido oxálico**.

A continuación, los 55 Beneficios del omega 3. Éstas son las dolencias de salud que se mejoran o que se pueden prevenir: Estabilizan el **metabolismo, Acné**, Alto nivel **de triglicéridos, Angina** inestable, **Artritis, Artritis reumatoide, articulaciones, Asma, Ataques al corazón, Aterosclerosis, Autismo, Cáncer cervical, de mama, de próstata, Cáncer e hígado** graso, Todos **los cánceres**, Malas Metástasis de cáncer, Coágulos de sangre-anti trombótico, **Colesterol HDL** bajo, mejor control de **inflamación,** Degeneración Macular-Daño a la retina-Ceguera, **Mala visión, Diabetes tipo 2,** Disfunción **Endotelial,** Enfermedad de **Alzheimer, Envejecimiento** acelerado, **Gota, Hipertensión** , Inflamación general-indicador importante de envejecimiento, **Lupus,** Mala **memoria,** Muerte repentina- **arritmia, Nacimientos prematuros, Osteoporosis, Quemadura del sol-cáncer de piel**, Repetición de **ataques del corazón, Resfriados, gripas**, Restenosis de angioplastia y de cirugía abierta **del corazón, Síndrome del ojo seco, Soriasis,** Subdesarrollo **cerebral del neonato, Tensión arterial alta**, Uñas, pelo y piel malas, Desorden **bipolar,** Cociente de **inteligencia bajo** en niños, **Demencia, Depresión, Depresión postpartum, Mal genio del niño, Mala concentración, Declinación mental, Agresión, comportamiento antisocial, El desorden de déficit de atención-ADD y ADHD.**

Las **espinacas** tienen un buen funcionamiento como laxante suave o para el funcionamiento del intestino y funciones digestivas, además de ser un buen relajante para los nervios y músculos, además de reconocerse las propiedades de las espinacas **para el cerebro y jaquecas.** Tiene una gran cantidad de antioxidantes y es bueno para dientes, ojos y huesos. Las espinacas son buenas para la circulación y aparato circulatorio sobre todo por su capacidad de **eliminar el colesterol** en el cuerpo. También se recomienda en personas **con**

anemias, sobre todo por su cantidad de hierro. Se conocen las propiedades anticancerígenas de este alimento tan sano, sobre todo **en cáncer de pulmón.** Son tan buenas que además de todas las propiedades mencionadas y algunas más se utilizan en ciertas vacunas como las de ántrax y rabia.

Las **espinacas** son un alimento muy completo, bajo en calorías ya que sólo tienen 22 kcal cada 100 gramos y que se puede comer con frecuencia, además de que puede realizarse de varias formas, tanto solas cocidas como con otros alimentos, incluso pudiendo preparar alimentos como los canelones de espinacas. Ideales para la dieta e ideales por sus propiedades.

PRECAUCION: A pesar de todo esto no se deben consumir en exceso, ni son adecuadas para personas con enfermedades del riñón o reumáticas.

FRESAS

Desde hace muchos milenios, el hombre ha venido utilizando la fresa silvestre como alimento, pero sus propiedades medicinales no fueron tenidas en cuenta hasta el siglo XIII, siendo Raimond Llull el primero en recomendar las fresas para el tratamiento de gran número de afecciones y especialmente para combatir la **anemia de las jóvenes y devolver la juventud a las mujeres maduras.**

Los modernos Institutos de Estética Femenina utilizan las fresas para confeccionar máscaras de belleza con las que rejuvenecen el cutis de sus clientes.

Las notables propiedades de las fresas se deben a su contenido en vitaminas y sales minerales. Según estudios analíticos recientes, el zumo de fresas es uno de los productos más complejos del reino vegetal. Además de contener **vitaminas A, C, Bl y B2**, las fresas son notables por sus ácidos orgánicos (ácido citrico en particular) los cuales, quemándose en el organismo, liberan bases que confieren a esta fruta un interesante **poder alcalinízate**.

Aunque algo ácida (pH 3,4), la fresa es, pues, un alimento alcalinízate, como ocurre con todas las frutas ricas en ácidos orgánicos. Un kilogramo de fresas produce en el organismo tanta alcalinidad como 9 gramos de bicarbonato sódico, sin sus inconvenientes (1 Kg de uvas equivale a 6 g y 1 Kg de jugo de limón a 4 g de bicarbonato)

Las fresas proporcionan también calcio, fósforo y hierro. La relación calcio fósforo (1,3) es muy interesante y se aproxima a la relación propia del organismo humano. Las fresas contienen también potasio, magnesio, sodio, cobre y otros importantes oligo-elementos.

Las fresas apenas aportan calorías (30 kcal/100 g), por lo que resultan **muy recomendables para personas con regímenes alimenticios bajos en calorías.** Son una excelente fuente de vitaminas antioxidantes, vitamina C, betacarotenos y vitamina E, que nos protegen de la acción de los radicales libres implicados en **el envejecimiento celular, cáncer y otras enfermedades como la aterosclerosis.**

Frutos rojos: frambuesas, arándanos, fresas, moras, zarzamoras contienen productos fitoquímicos con propiedades biológicas como antioxidantes, anti-cáncer, antineurodegenerativas y anti-inflamatorias. También contienen variadas concentraciones de fenoles que se ha demostrado que inhiben el crecimiento de células **de cáncer de mama, colon, estómago y próstata.**

Contienen agua en elevada cantidad, hidratos de carbono en proporción moderada, calcio, hierro y potasio y cantidades mínimas de proteínas, grasas. Así mismo son una buena fuente de fibra alimentaria. En su composición están presentes una serie de sustancias no nutricionales que, sin embargo, realizan interesantes y saludables acciones sobre el organismo.

Su color es debido a la presencia de unos pigmentos vegetales llamados antocianos que también son responsables de sus propiedades antioxidantes. Al mismo tiempo son diversos los ácidos orgánicos que contiene como ácido salicílico y oxálico. **Son laxantes,** debido a su contenido en fibra soluble con lo cual facilitan el tránsito intestinal y están especialmente indicadas en casos **de estreñimiento. Regulan la función hepática,** ayudan a limpiar y depurar nuestro organismo de la acción de las toxinas acumuladas y están aconsejadas en caso de **hepatitis.**

Ayudan a normalizar una presión arterial alta por su bajo contenido en sodio y grasa. Además, su elevado contenido en fibra alimentaria impide el depósito de colesterol en las paredes de las arterias, lo que unido a la acción de los antioxidantes, hace que disminuya el riesgo de **aterosclerosis. Son diuréticas,** aumentan la producción de orina y facilitan la eliminación **de ácido úrico** al alcalinizar la orina, por lo que resultan muy eficaces en casos de **artritis y gota.**

PRECAUCION: En personas predispuestas pueden aparecer reacciones alérgicas debido a su elevado contenido en ácido salicílico. En la mayoría de los casos, este tipo de alergia se manifiesta con picor y urticaria. Así, las personas alérgicas a la aspirina suelen serlo a las fresas y viceversa.

Además, las personas predispuestas a la formación de cálculos renales de oxalato deben evitar su consumo excesivo.

Es ideal para disminuir el nivel de **colesterol en la sangre**.

Contiene poca azúcar, por lo que es ideal para personas con problemas de insulina.

Se pueden curar con las hojas de este fruto, las **llagas de la boca**.

Es mineralizante, tiene virtudes **antianémicas** y reconstituyentes.

Una fruta muy adecuada en la época **de crecimiento.**

Anticancerosa (el ácido elágico, linoleico y alfalinoleico pueden inhibir las sustancias cancerígenas que atacan a las células sanas)

Resulta muy útil, una dieta depurativa con este alimento para eliminar las toxinas del cuerpo.

Sus frutos son muy adecuados en regímenes dietéticos, se recomienda su uso con las personas **diabéticas.** Por su contenido en boro se recomienda su consumo durante **la menopausia.**

Las hojas machacadas de la fresa y aplicadas sobre la piel constituyen un buen remedio para **evitar las arrugas.** Las fresas maduras, se deben conservar a la sombra y en un lugar resguardado del calor y de la humedad.

FRIJOL

El fríjol es buena fuente de fibra, proteínas y vitaminas. El fríjol es **un alimento muy completo a nivel nutricional.** Completo porque aporta al organismo carbohidratos, vitaminas del complejo B como la niacina, riboflavina, ácido fólico, tiamina, y minerales como el hierro, el zinc, potasio y magnesio.

Provocan gases? Es por todos conocidos la creencia de que esta leguminosa provoca gases, pero si se dejan remojar y se quita esa agua después y se ponen a remojar otra vez, se puede evitar la flatulencia.

Para que usted conozca el valor nutricional del fríjol, aquí le presentamos ciertas características de este alimento y los beneficios que aporta a su organismo: El fríjol no altera el colesterol en la sangre. Además posee dos tipos de fibra: una soluble y otra insoluble que **ayudan a prevenir el estreñimiento y ciertas enfermedades del aparato digestivo como el cáncer de colon.**

Contribuye en el tratamiento de **la diabetes,** debido a que su fibra retarda la absorción de carbohidratos, logrando un mejor control de la glucosa (azúcar) en la sangre. También previene **enfermedades cardiovasculares** porque la fibra que contiene reduce el colesterol sanguíneo.

Son fuente de proteína vegetal, aunque preferiblemente deben acompañarse de cereales como el arroz que complementan su calidad nutricional.

PRECAUCION: No es recomendable su consumo para personas que se encuentran en recuperación de una cirugía gástrica o intestinal o a quienes padecen enfermedades del tracto gastrointestinal.

Los pacientes con insuficiencia renal deben eliminarlos de su dieta por el alto contenido de potasio y fósforo que contienen. Tampoco son recomendables para aquellas personas a las que se les ha sometido a una dieta sin fibra.

No se deben mezclar con leche porque estos alimentos producen gases en el estómago.

GARBANZOS

Esta leguminosa es rica en hidratos de carbono de absorción lenta, por lo que proporciona **energía** pero con unos niveles de azúcar en sangre muy controlados. Este efecto les hace que sean muy beneficiosos para **los diabéticos** que deben de controlar sus niveles de glucosa, así como prevenir la resistencia a la insulina, fase previa a la diabetes.

Pese a que las proteínas que aporta son incompletas, por ser deficitarias en metionina, su consumo junto con cereales (pan, arroz, etc.) compensa el déficit en dicho aminoácido, convirtiéndose así, en una proteína de alto valor biológico, fundamental para aquellos grupos de población que consumen pocos alimentos de origen animal como son los vegetarianos.

Por tanto, su elevado contenido en carbohidratos y proteínas los hacen adecuados para niños, adolescentes, estado de astenia (fatiga y debilidad) y para personas que realizan esfuerzo físico, como los **deportistas.** Su **alto contenido proteico** y bajo en grasa, siendo la que contiene es rica en ácidos grasos insaturados, hace que esta leguminosa contribuya a **regular los niveles de colesterol.**

Por su riqueza en fibra, mantienen el intestino con buena actividad, favoreciendo el tránsito. Esto es importante para **prevenir del cáncer de colón y recto y al mismo tiempo prevenir y mejorar el estreñimiento. También la fibra contribuye a reducir los niveles de colesterol**.

Esta alta concentración de fibra no resulta adecuada para personas con tendencia a cumular gases en el estómago e intestino, o en personas que tengan el intestino delicado, para tales situaciones es mejor comerlos eliminándoles la piel, una vez cocinados.

Dado su elevado contenido en magnesio, fósforo y vitaminas del grupo B, necesarios para el sistema muscular y nervioso, esta legumbre es adecuada en situaciones **de estrés, irritabilidad, depresión nerviosa, nerviosismo y falta de sueño.**

Por su elevado contenido en potasio y escaso en sodio se puede incluir en dietas de control de **hipertensión arterial, litiasis renal y cuando se desee eliminar un exceso de ácido úrico.** Además, presentan un marcado efecto diurético. Su riqueza en folatos los hace recomendables en el embarazo para prevenir deformaciones del feto. Se debe tener precaución con los garbanzos en conserva ya que incluyen sal.

GERMEN DE TRIGO

Dentro del grano, **el germen de trigo es la parte que contiene más propiedades nutricionales, donde se encuentran concentradas un número muy elevado de vitaminas, minerales, proteínas y aceites.** El germen de trigo es un antioxidante natural y las vitaminas y minerales que tiene lo convierten en el perfecto aliado **antienvejecimiento.**

El germen de trigo puede tomarse con los cereales en el desayuno, espolvoreado en ensaladas, zumos, yogur, leche o en forma de perlas que contienen aceite de germen de trigo, o cápsulas de germen de trigo. Puedes encontrarlo en cualquier establecimiento de productos dietéticos.

Cuáles son las propiedades del germen de trigo

- Recomendado **en cansancio intelectual: favorece la memoria.**

- Eficaz como preventivo de la **arteriosclerosis** por su aporte en vitamina E.

- El germen de trigo previene la acumulación de **colesterol** en las arterias por su contenido en fosfolípidos.

- Ideal en **embarazo, lactancia, crecimiento y estados post-operatorios.**

- Es un aliado de la **belleza del cabello,** uñas y piel por su aporte en zinc y vitaminas B.

- El germen de trigo **reduce los azúcares de la sangre** por su aporte en magnesio y vitamina F.

Información nutricional del germen de trigo:

- Tiene un alto contenido en ácidos grasos esenciales (ácido linoleico u omega 3).

- Por alto porcentaje en proteínas e hidratos de carbono lo convierten en un complemento magnífico para el organismo desde la edad infantil a la ancianidad.

- Gracias a su alto contenido en vitaminas del grupo B, actúa **fortaleciendo el sistema inmunológico.**

- El germen de trigo tiene un aporte en vitamina F o ácido linoleico, equilibra el organismo, facilitando la asimilación de las grasas, azúcares y proteínas.

Diabetes y germen de trigo Tomado diaria y regularmente de **cuatro a cinco cucharadas colmadas de germen**, se puede reducir notablemente el nivel excesivo de glucosa en la sangre y en la orina. El germen no sólo ahorra insulina en la diabetes incipiente sino también en la más avanzada; aparte de eso, normaliza el metabolismo del diabético.

El germen de trigo es la parte más tierna del grano que se diferencia claramente del resto. Es un tipo de alimento muy rico y beneficioso para el organismo en diferentes aspectos, y es que es destacable su alto aporte en **vitamina E**, que evita que se destruya la vitamina A, además de ser un regenerador de los tejidos, muy útil para **mantener una musculatura en perfectas condiciones, así como las paredes de los vasos sanguíneos** y **el corazón.**

Su alto contenido en **proteínas e hidratos de carbono** lo convierte en un alimento muy rico para todo tipo de personas a cualquier edad de nuestra vida, ya que nos aportará grandes dosis de **energía** a la vez que sirve de alimento para nuestros músculos. Por este motivo el germen de trigo es muy recomendable en la **dieta deportiva** a modo de refuerzo para mejorar así nuestro rendimiento y obtener mejores resultados.

A estos nutrientes debemos sumarle su alto contenido en **vitamina F** o ácido linoleico (**Omega 3**) que ayuda a equilibrar el organismo, pues interviene directamente en los procesos de asimilación de las grasas por parte del organismo, así como en la asimilación de los azúcares y las proteínas. Es destacable el alto contenido que tiene en vitaminas del grupo B, entre las que se encuentran la **B1, B2 y B6**. Todas ellas junto al alto aporte de minerales como en zinc las convierten en el mejor tratamiento de belleza para nuestra piel, uñas y cabello, ya que lo dotan de vitalidad y salud. El germen de trigo puede ser de gran ayuda cuando deseamos luchar contra **la ansiedad y el estrés** a través de la alimentación diaria.

Proteínas (23,2%). antioxidante. **Octacosanol:** Se ha comprobado que **aumenta la resistencia a la fatiga y el rendimiento de los atletas de forma natural.**

Al consumir grasas ricas en Omega-3 se produce colecistoquinina, **hormona que envía señales de saciedad al cerebro y nos ayudan a perder peso.**

Beneficios del omega 3. Éstas son problemas de salud que se mejoran o que se pueden prevenir: Estabilizan el **metabolismo, Acné**, Alto nivel **de triglicéridos, Angina** inestable, **Artritis, Artritis reumatoide, articulaciones, Asma, Ataques al corazón, Aterosclerosis, Autismo, Cáncer cervical, de mama, de próstata, Cáncer e hígado** graso, Todos **los cánceres**, Malas Metástasis de cáncer, Coágulos de sangre-anti trombótico, **Colesterol HDL** bajo, mejor control de **inflamación**, Degeneración Macular-Daño a la retina-Ceguera, **Mala visión, Diabetes tipo 2,** Disfunción **Endotelial,** Enfermedad de **Alzheimer, Envejecimiento** acelerado, **Gota, Hipertensión**, Inflamación general-indicador importante de envejecimiento, **Lupus**, Mala **memoria**, Muerte repentina- **arritmia, Nacimientos prematuros, Osteoporosis, Quemadura del sol-cáncer de piel**, Repetición de **ataques del corazón, Resfriados, gripas**, Restenosis de angioplastia y de cirugía abierta **del corazón, Síndrome del ojo seco, Soriasis**, Subdesarrollo **cerebral del neonato, Tensión arterial alta,** Uñas, pelo y piel malas, Desorden **bipolar**, Cociente de **inteligencia bajo** en niños, **Demencia, Depresión, Depresión postpartum, Mal genio del niño, Mala concentración, Declinación mental, Agresión, comportamiento antisocial, El desorden de déficit de atención-ADD y ADHD.**

GERMINADOS

Las técnicas de germinación han sido utilizadas desde tiempos antiguos, se sabe que los Esenios que vivían en Egipto e Israel en los tiempos de Cristo ya las empleaban. Años más tarde, Vasco de Gama y Magallanes los utilizaron en sus largas travesías, protegiendo así a su tripulación de enfermedades como el escorbuto.

Los alimentos germinados son pues aquellos provenientes de semillas, granos o leguminosas que por la acción del agua, el aire y el calor generan brotes o plantitas con altas propiedades nutritivas. Se sabe que un alimento germinado puede incluso cuadruplicar su concentración nutritiva.

Propiedades nutritivas: Los germinados son ricos en vitaminas, especialmente en vitamina A, B, C, E y K, minerales, aminoácidos, enzimas, oligoelementos, clorofila y otras sustancias biológicas activas. Su valor nutritivo se asemeja al de las frutas. Aportan muy pocas calorías por lo que engordan muy poco y son los alimentos menos contaminados que se puedan encontrar. Beneficios Los germinados aportan muchos beneficios a nuestro organismo. Incluirlos en la dieta **aumenta la longevidad y la buena salud.**

Los germinados fortalecen **el sistema inmunológico**, su consumo proporciona más vitalidad haciendo **que desaparezca el cansancio**, son de muy fácil asimilación, estimulan los procesos digestivos, regeneran el torrente sanguíneo y corrigen las carencias provocadas por la alimentación moderna, pues muchos procesos industriales de refinamiento de los alimentos ocasionan carencias en los mismos. Los germinados: **fuente de energía** vital concentrada, se pueden producir en casa sin requerir mucho trabajo, tiempo o dedicación y con sólo una pequeña inversión ya que no son caros.

Además pueden almacenarse y transportarse fácilmente sin estropearse. Se pueden mantener refrigerados aunque no conviene que sea por más de una semana, especialmente aquellos que se consiguen en el mercado. Otra ventaja es que al cultivarlos en nuestra propia casa nos aseguramos que estarán libres de insecticidas y pesticidas.

¿Quiénes deben consumirlos? Los germinados son idóneos para cualquier persona, ya sean niños o ancianos. Sin embargo suelen recomendarse especialmente para enfermos convalecientes, personas con problemas digestivos o estómago delicado, personas con **anemia,** entre otros.

Formas de consumirse: Los germinados se pueden consumir de diferentes formas, ya sea crudos o cocidos. Con ellos se pueden preparar muchos platillos como sopas de verduras, purés, tortillas, ensaladas, guarniciones para carnes o pescados, se les utiliza también en salsas, en rellenos para sándwiches o con el arroz.

¿Cómo se efectúa el proceso de germinación? El procedimiento es el siguiente: dejar los granos en remojo durante una noche. Escurrir y cambiar el agua en repetidas ocasiones durante varios días hasta que aparezcan los brotes. Cuando tengan unos dos o tres centímetros, se pueden colocar en el sol para crear la clorofila que es tan beneficiosa para nuestro organismo.

El ajonjolí, la soya, la alfalfa, lentejas y el trigo son algunos alimentos que se pueden germinar.

GERMINADOS DE ALFALFA

- Favorece la **digestión** gracias a las enzimas que contiene en su composición química. De esta forma mejora el **metabolismo digestivo**.

- Protege la **mucosa digestiva**.

- Es antioxidante, debido a sus componentes elimina los radicales libres que se puedan acumular en las células.

- Aumenta el **peristaltismo intestinal**, actuando como un **laxante natural**.

- Disminuye los niveles de **colesterol, triglicéridos y ácido úrico.**

- Mejora los niveles de glucosa en sangre.

- Gracias a sus componentes de enzimas alcaliniza el medio interno del organismo, logrando su equilibrio. Esto se ve reflejado en una **disminución de aparición de enfermedades.**

Además, gracias a la **composición química de la alfalfa** se pueden obtener otros **beneficios para la salud**, como:

- **Desodorante natural**, gracias a su alto contenido en **clorofila.**

- Regenera la hemoglobina en las **anemias.**

- Por su alto contenido en **vitamina K**, es muy útil en personas con fragilidad capilar.

- Mejora el aspecto de la **piel, uñas** y **cabello.**

Los brotes de alfalfa, se realizan haciendo germinar estas semillas. Estos brotes poseen increíbles **propiedades alimentarias**, principalmente por su abundante cantidad de vitaminas, sales minerales y **proteínas**. Estas últimas superan el 40% del total del peso del brote.

La alfalfa posee fitoestrógenos dentro de su composición, estas sustancias pueden ayudar a **disminuir los dolores** y las **molestias** ocasionadas por la **menstruación**. Debido a lo anterior, podría ser útil para las mujeres que habitualmente sufren de hinchazón y dolores en la menstruación, comer brotes de alfalfa unos días antes del período.

Los brotes de alfalfa tienen **propiedades diuréticas**, por lo que su consumo de forma frecuente podría ser beneficioso para disminuir la posibilidad de padecer **cálculos renales.**

Otra importante propiedad de los brotes de alfalfa, es que son altamente depurativos, ya que favorecen la eliminación de toxinas desde nuestro organismo.

El zumo o jugo de germinado de alfalfa lo puedes preparar de la siguiente manera:

- Ingredientes

  - 3 cucharadas colmadas de brotes de alfalfa

  - 1 zanahoria mediana

  - 1 limón

- Preparación:

  - Coloca el germinado de alfalfa bien lavado y escurrido en la licuadora junto a la zanahoria lavada, pelada y cortada.

  - Exprime el jugo de un limón.

  - Agrega a la preparación anterior.

  - Licúa hasta lograr un zumo.

Como preparar el germinado de alfalfa: 2 o 3 cucharadas de semillas (al gusto), se ponen en un tarro de cristal con un poco de agua y se tapa el tarro con una gasa sujeta con una goma y se dejan remojando 12 horas, pasado el tiempo se enjuagan y se escurren muy bien, sin quitarle la gasa y se colocan en un lugar oscuro (o solo cubre el frasco con una servilleta), con la tapa boca abajo, para que se escurran mas y el frasco debe quedar recargado en algo, como ladeado, dejando que por la tapa le entre aire, sino se pudren, y a una temperatura aproximada de 20 grados. Se deben enjuagar dos veces al día y se escurren, sin quitar la gasa para que no se escapen las semillas y, como al 4 o 5 día deben tener 2 o 3 cm. de largo, entonces se ponen en un lugar donde les de la luz (no directamente al sol), para que se pongan verdes (durante unas horas) al cabo de 6 o 7 días estarán listas para comer, enjuagarlas y guardarlas en una bolsa de plástico cerrada en el refrigerador, duran una semana o mas.

GUANABANA

La Guanábana o la fruta del árbol de Graviola es un producto milagroso **para matar las células cancerosas. Es 10,000 veces más potente que la quimioterapia.** Su sabor es agradable. Y por supuesto no produce los horribles efectos de la quimioterapia. Y sí tiene la posibilidad de hacerlo, plante un árbol de guanábana en su patio trasero. Todas sus partes son útiles.

La próxima vez que usted quiera beber un jugo, pídalo de guanábana.

Como usted bien lo sabe el árbol de guanábana es bajo. No ocupa mucho espacio, Se le conoce con el nombre de Graviola en Brasil, guanábana en Hispanoamérica, y "Soursop" en Inglés.

La fruta es muy grande y su pulpa blanca, dulce, se come directamente o se la emplea normalmente, para elaborar bebidas, sorbetes, dulces etc.

El interés de esta planta se debe a sus fuertes efectos anti cancerígenos. Y aunque se le atribuyen muchas más propiedades, lo más interesante de ella es **el efecto que produce sobre los tumores. Esta planta es un remedio de cáncer probado para los cánceres de todos los tipos. Hay quienes afirman que es de gran utilidad en todas las variantes del cáncer.**

Se la considera además como un agente anti-microbial de ancho espectro contra las infecciones bacterianas y por hongos; es eficaz contra los parásitos internos y los gusanos, regula la tensión arterial alta y es antidepresiva, combate la tensión y los desórdenes nerviosos.

La fuente de esta información es fascinante: procede de uno de los fabricantes de medicinas más grandes del mundo, quien afirma que después de más de 20 pruebas de laboratorio, realizadas a partir de 1970 los extractos revelaron que: **Destruye las células malignas en 12 tipos de cáncer, incluyendo el de colon, de pecho, de próstata, de pulmón y del páncreas...**

Los compuestos de este árbol demostraron actuar 10,000 veces mejor retardando el crecimiento de las células de cáncer que el producto Adriamycin, una droga quimioterapéutica, normalmente usada en el mundo. Y lo que es todavía más asombroso: este tipo de terapia, con el extracto de Graviola, o Guanábana, destruye tan sólo las malignas células del cáncer y no afecta las células sanas.

El té de hojas de guanábana tiene propiedades antiespasmódicas, son sedativas, antidiabéticas y vasodilatadoras. Las semillas se pulverizan para utilizar como repelentes de insectos y las hojas se usan para combatir los piojos.

Propiedades de la Guanábana: **Entre sus propiedades de acción es anti-bacteriano, anticancerígeno, antiparasitario, antitumoral, antiespasmódico, estomático, astringente, citotoxico, febrífugo, hipotensor, insecticida, pesticida, sedativo, vasodilatador, vermífugo. Antitumoral, por el efecto activo contra las células inactivas o de origen tumoral (al no tener capacidad de morir estas células se aglomeran y van formando los cálculos o tumores) actúa disminuyendo paulatinamente su calcificación hasta hacerlos desaparecer, lo que requiere tiempo, al ir por cada uno de nuestros sistemas, mejorándolo y purificándola. Cuando se trata de cálculos tumorales o calcificaciones en el hígado, páncreas, pulmones, cerebro o riñones la dosis aumenta entre 5 a 7 grms diarios, y su ingesta debe ser mayor de seis meses.**

Antirreumático, antiartrítico, tiene un efecto inmediato en dolores de articulaciones y en degeneración de ellas (Artrosis). Especialmente para los que recibimos tratamiento. **Antidiabético**, por su potente acción en la sangre ayuda a eliminar los excesos de glucosa. Colabora a normalizar el jugo y enzimas pancreáticas. Si se aplica insulina, debe consumirse 1 ó 2 semillas, peladas y machacadas de la fruta (guanábana) en ayunas, por siete días.

Para los cólicos de ovarios, tomar té de Guanábana (graviolas), dejar entibiar y colar antes de tomarlo, repetir a las dos horas. **Anti- inflamatorio, endocrinológico y hepático,** por su extenso poder desinflamatorio y/o al liberarse por la sangre, es excelente para el sistema endocrino, normalizando la producción de hormonas en las diferentes glándulas de nuestro cuerpo, sea en el sistema nervioso, inmunólogico y reproductor (ovarios y próstata); en el hígado, los riñones, el estómago, combate la gastritis y úlceras.

Contiene Ácido Fólico, lo que hace sea excelente para las mujeres que desean embarazarse (normal producción de ADN), evitando infecciones que compliquen el desarrollo del feto. Sedativo, para recuperar el músculo cardíaco después de un infarto y combatir la hipertensión y problemas cardiovasculares. Tiene efecto tranquilizante en la noche, logrando un buen descanso nocturno. No produce sueño en el día. **Antidiarreico**, por su potente acción insecticida elimina las bacterias que provocan las diarreas, es mucho mas efectiva que un antibiótico y actúa sin perjudicar la flora intestinal, al ser 100% natural. Corteza y hoja juntas tienen características fungicidas, antimicóticas elimina ciertos hongos que producen eritemas (herpes, psoriasis).

Dermatológicas: **Soriasis, lupus** (con la Linaza y Ortiga Negra), seborrea; al regular el sistema endocrino, controla también los fluidos de nuestras glándulas haciéndolas trabajar si están bloqueadas y regulándolas si se producen en exceso, tales como en la Psoriasis.

Antiparasitarias, por su potente acción insecticida ayuda a eliminar los parásitos, especialmente en los niños, disolver una cápsula antes de sus comidas por 7 días. **Digestivo**, por su acción relajante, facilita una buena digestión, eliminando los excesos de grasas y triglicéridos en una comida opulenta. Al facilitar la digestión, es excelente cuando estamos en quimioterapia.

Resfríos, el té de guanábana se utiliza para el catarro, inflamación de las membranas mucosas; se utiliza con muña o menta en infusión. **Antihistamínico y antiespasmódico, en el Asma, elimina los ácaros que se producen en los cilios pulmonares. Poder sedativo**, es excelente para el sistema nervioso al contener litio en cantidades microscópicas suficientes para ejercer su poder sedativo en personas irritables, nerviosas y ansiosas por su poder sedativo es anticonvulsivo. **Obesidad**, al evitar la acumulación de grasa en el organismo hace perder peso paulatinamente. **Diurético**, colabora con la eliminación de líquidos, líquidos grasos (que forman el colesterol) y ayuda a eliminar el exceso de ácido úrico y calcificación de las nefronas (células renales)

Aplicaciones contra el Cáncer: La mejor forma de consumir la Guanábana o Graviola es consumiéndolo directamente, porque la cura de las enfermedades y la verdadera alimentación esta en consumir directamente el elemento curativo, en este caso es el fruto de la Guanábana, y también sus hojas preparándolos como lo haría con cualquier té o agua de tiempo. Si usted desea consumir las hojas de Guanábana, intente conseguir las hojas en su estado natural.

GUAYABA

Es tan rica en nutrimentos que en la Segunda Guerra mundial se incluyó en las provisiones para los soldados. Su componente mayoritario es el agua (78%), contiene calorías, proteínas, calcio, fósforo, hierro, grasa, azúcares, vitaminas A y C, tiamina, riboflavina, niacina y otros nutrimentos más.

Es la fruta más rica en vitamina C (interviene en la formación de colágeno, huesos y dientes, glóbulos rojos y favorece la absorción del hierro de los alimentos y la resistencia a las infecciones), aún más que limón, naranja o toronja, pues se calcula que en promedio 100 gramos de guayaba contienen más de 180 miligramos de esta vitamina, dosis más que suficiente para cubrir los 60 mg diarios que necesita una persona adulta. Por esta razón es el **antigripal natural**.

Aporta en menor medida otras vitaminas del grupo B como tiamina (B1), indispensable en el aprovechamiento de carbohidratos y proteínas, y el buen funcionamiento del sistema nervioso; riboflamina (B2), compuesto esencial para que los tejidos utilicen en forma adecuada el oxígeno como combustible, y niacina (B3), necesaria para que los tejidos quemen de manera eficaz los carbohidratos y proteínas que producen energía.

También contiene provitamina A (carotenos), que auxilia en la **buena conservación de la vista** y es importante para que ciertos tejidos de la piel puedan crecer y regenerarse con normalidad. Respecto a los minerales, destaca su aporte de potasio (aproximadamente 280 mg por 100 gramos), que ayuda a **controlar la presión arterial**, es necesario en la transmisión de impulsos nerviosos, **evita calambres y contribuye en procesos mentales que permiten al cerebro estar alerta**. Otros minerales contenidos en la guayaba son calcio, hierro, magnesio, sodio y zinc. Su aporte de fibra es elevado por lo que posee un suave efecto laxante y previene o reduce el riesgo de ciertas alteraciones y enfermedades. Es muy recomendable para los niños y **personas debilitadas y anémicas**. Las hojas, ramas o la corteza del árbol de guayaba preparada en infusiones, se pueden utilizar como **astringentes intestinales y para dolores de estómago**.

El hacer gárgaras con esta infusión es un tratamiento muy eficaz para las **encías inflamadas o ulceradas y otras heridas en la boca**. También se pueden utilizar como compresas para la **cicatrización de heridas y otras afecciones en la piel.** Para los **dolores de las articulaciones** producidos por el ácido úrico se recomienda remojar durante tres horas, tres o cuatro guayabas maduras y picadas en un litro de agua previamente hervida. Esta infusión se consume durante el día, a lo largo de tres semanas a un mes.

HABAS

Las **habas** destacan porque son un alimento sumamente energético, debido a que tienen un alto contenido en proteínas. Contienen vitaminas tales como la vitamina B1 y minerales como el manganeso, hierro, cobre, calcio y fósforo. Aunque las **habas** tienen virtudes interesantes, el único inconveniente que tienen es que nuestro sistema digestivo tarda muchísimo tiempo en digerirlas. Por este motivo, lo más recomendable es consumirla en pequeñas cantidades, y sobretodo en forma de puré, sobretodo en los más pequeños.

PRECAUCION: Si tienes el **ácido úrico alto**, debes **recordar que no puedes consumirlas.**

Este alimento es muy alto en nutrientes. Además de los mencionados anteriormente, las habas secas es también un alimento muy rico en potasio (1090 mg. cada 100 g.), fibra (25 g. cada 100 g.) y proteínas (26,10 g. cada 100 g.

Beneficios de las habas secas: Dada su alta cantidad de proteínas, las habas secas es un alimento recomendado especialmente para el desarrollo muscular. Los alimentos ricos en proteínas como este alimento, están recomendados durante la infancia, la adolescencia y el embarazo ya que en estas etapas, es necesario un mayor aporte de este nutriente.

Las habas secas, al ser un alimento rico en potasio, ayuda a una buena circulación, regulando la presión arterial por lo que es un alimento beneficioso para personas que sufren hipertensión. El potasio que contiene este alimento ayuda a regular los fluidos corporales y puede ayudar a prevenir **enfermedades reumáticas o artritis**.

Tomar habas secas, al estar entre los alimentos ricos en fibra, ayuda a favorecer el tránsito intestinal. Incluir alimentos con fibra en la dieta, como este alimento, también ayuda **a controlar la obesidad.** Además es recomendable para mejorar el control de la glucemia en personas con **diabetes, reducir el colesterol y prevenir el cáncer de colon.**

Este mineral, contribuye también **a mejorar las funciones biológicas del cerebro** Las habas secas, al ser un alimento rico en fósforo, ayuda a mantener nuestros huesos y dientes sanos así como una piel equilibrada ya que ayuda a mantener su PH natural. Por su alto contenido en fósforo este alimento ayuda a tener una mayor resistencia.

El ácido fólico o vitamina B9 de las habas secas, hace de este un alimento muy recomendable para su consumo en etapas **de embarazo o de lactancia.** Este alimento también puede ayudar a combatir los efectos perjudiciales de ciertos medicamentos que absorben la vitamina B9 y puede ayudar a personas alcohólicas o fumadores, pues estos hábitos, ocasionan una mala absorción del ácido fólico.

HIGOS

El árbol del **higo**, conocido en algunos casos **higuera o brevera**, posee varias propiedades medicinales. Estas se **concentran casi exclusivamente en sus frutos.** La higuera, cuyo nombre científico es **Ficus carica**, posee propiedades **expectorantes.** Debido a esta propiedad, la higuera es muy útil para **tratar enfermedades como la bronquitis**, además de ser un excelente **tratamiento de la tos excesiva.**

Los higos se pueden comer frescos o secos, de ambas formas poseen propiedades nutritivas que los hacen indispensables en dietas de niños, deportistas y mujeres embarazadas.

Que contienen los higos: Vitaminas: C y pro-vitamina A. Minerales: Potasio, Magnesio, Calcio, Fósforo. Otras propiedades: Antioxidantes.

- *Para* **enfermedades de la boca**: *para ello basta comerlo cocido en leche, descascarado y picado.*

- **En heridas**: se aplica localmente el jugo de hojas de higo o pasta de higo.

- **En inflamaciones en general**: se cocina, descascarado y picado en agua.

- Como un remedio casero y natural para **aliviar la tos** a través de infusiones.

- Los higos tienen un efecto estrogénico que, a veces, alivia los **dolores de la menstruación.**

- Los higos secos son ricos en fibra, que nos ayuda a reducir los niveles **de colesterol** en sangre.

- Muy buenos para problemas de transito intestinal, **estreñimiento**, pues son laxantes.

- Ayuda al **sistema inmunológico**, pues aumenta las defensas.

- Es **anticancerígeno, principalmente para el colón.**

- Muy recomendado para problemas cardiovasculares y enfermedades degenerativas.

- Excelente en cuestiones de hipertensión arterial.

- Ayuda a situaciones de **estrés.**

- Colágeno.

- Ayuda a los huesos y dientes.

- Especial para **embarazadas** y mujeres en periodo de lactancia.

- Muy recomendado para **diabetes.**

- Ayuda a reforzar la transmisión y generación del impulso nervioso y muscular.

Por otra parte, la higuera **tiene propiedades antirreumáticas.** Debido a esto, resulta indicado su consumo para prevenir la aparición de enfermedades de dicha índole. Así es como puede resultar útil la ingesta de los frutos de la higuera a las personas que tienen antecedentes familiares de este tipo de enfermedades, ya que pueden presentar una mayor predisposición para padecerla.

Durante mucho tiempo ha sido usado por algunos pueblos indígenas para combatir el cáncer. Tanto extractos de higo como su componente benzaldehído han ayudado a disminuir los **tumores** en humanos, según pruebas en Japón. También es **laxante y combate las úlceras** y tiene propiedades **antibacteriales y antiparasitales.**

Los higos (uno de los frutos de la higuera) poseen propiedades que ayudan a tratar las enfermedades estomacales, como por ejemplo los casos de **gastritis.**

Además la higuera puede ser un excelente tratamiento para aplicar **sobre las arrugas**, ya que ayuda a reafirmar la piel.

La brevera tiene excelentes **propiedades para tratar las verrugas**.

PRECAUCION: No se recomienda para personas con casos de: Insuficiencia renal. Dietas controladoras de potasio. Provoca dolor de cabeza en algunas personas.

JENGIBRE

El jengibre tiene cualidades medicinales según investigadores de la Universidad de Michigan, que estudian su uso en la prevención de **nauseas**

causadas por la quimioterapia. Además, se ha demostrado que el jengibre aumenta la temperatura del cuerpo, alivia el tubo digestivo y algunos tipos de **artritis** Uno de sus componentes, es un poderoso antioxidante que actúa reduciendo los elementos oxidantes producidos en el tubo digestivo que causan las nauseas. Según investigadores farmacológicos, el jengibre tiene **funciones anti envejecimiento y funciones de resistencia a la oxidación, y puede estimular la secreción de jugos gástricos, y promover la digestión.**

Las raíces de jengibre recién cosechado tienen más efectos medicinales y los investigadores recomiendan comprarlo fresco, molerlo o trozarlo para añadirlo a otras comidas. El jengibre en forma seca también funciona. Se pueden adquirir en cápsula o tomar té de jengibre, la bebida ginger ale e incluso galletas de jengibre, si contienen jengibre natural.

El jengibre resulta muy eficaz contra **los resfriados, la gripe, la tos, las bronquitis crónicas y las infecciones leves de cualquier tipo.** Entre sus efectos está **el de reducir la fiebre y aumentar la sudación y la cantidad de glóbulos blancos.**

El te se prepara con una cucharadita de jengibre fresco recién rallado, el zumo de medio limón, una cucharadita de miel y agua hirviendo. Hay que procurar tomarla bien caliente, después de sudar la enfermedad será curada.

Jengibre: Actúa como un potente antioxidante y antiinflamatorio al inhibir el factor nuclear kappaB y la enzima COX-2 que participa en la formación de **varios tumores**. Se ha observado inhibición de las metástasis **de cáncer de mama** al impedir la movilidad y la adhesión de las células malignas.

PRECAUCION: El jengibre es excretado por los riñones, por lo tanto quienes tienen enfermedades del riñón no deberían usarlo.

Remedio para problemas con la tiroides (hipotiroidismo) #3: Lavar y rallar una raíz pequeña de jengibre y obtener una cucharada de ella la cual debe ser agregada a una taza de agua hirviendo. Tomar media taza de esta infusión dos veces al día.

JICAMA

Las jícamas contienen fructanos, al igual que la fibra, estimulan la acción de microorganismos benéficos a nivel de la microflora del colon, por lo que el consumo continuado de jícama **ayudaría a evitar el cáncer de colon, gastritis y úlceras duodenales**.

CONTIENE VITAMINA C Y **COMBATE EL COLESTEROL**

En el primer grupo predominan los fitoesteroles que ayudan a inhibir la asimilación del colesterol en el organismo, mientras que los fenoles actúan sobre los radicales libres, contribuyendo a **prevenir el cáncer y retrasando el envejecimiento**. Mediante espectrofotometría de absorción atómica, también se confirmó la presencia de cantidades significativas de hierro y potasio en las hojas.

JUGO DE PASTO DE TRIGO

El jugo de pasto de trigo contiene 103 elementos conocidos por el hombre entre ellos están 13 Vitaminas y Minerales esenciales: Vitamina C, Vitamina E, Provitamin A, Vitamina K, Vitamina B-6, Magnesio, Potasio, Calcio, Hierro, Sodio, Zinc, Selenio. 8 Aminoácidos esenciales: Lysine, Isoleucine, Leucine, Triptophane, Phenylalanine, Threonine, Valine, Methionine. Otros aminoácidos...Alanine, Arginine, Glutamic Acid, Aspartic Acid, Glycine, Histidine, Tyrosine, Prolinz. 8 Enzimas: Citochrome Oxidase, Lipase, Protease, Amylase, Catalase, Peroxidase, Transhydrogenase, Superoxide Dismutase etc.

El jugo fresco de pasto de trigo joven es una fuente rica de vitaminas naturales, minerales, clorofila, enzimas y energía vital. El pasto de trigo ayuda a: **Dar mas energía, fortalece el sistema inmunológico, alarga la vida, protege de la contaminación ambiental, purifica la sangre, estimula la circulación regenera el DNA, protege de los radicales libres, provee de nutrientes y rejuvenece, deodoriza y limpia el cuerpo liberándolo de toxinas.**

El pasto de trigo es usado para ayudar en los problemas de salud asociados con: Los **pulmones, hígado y problemas de colon, presión alta, cáncer, digestión, artritis, Alzheimers, depresión, migraña, cándida, úlcera, fatiga crónica, enfermedades cardiacas, dolor del oído, alergias, diarrea, tiroides, problemas de la garganta, sinusitis, obesidad, problemas de la piel, mantiene el pelo de color natural, remueve y neutraliza las toxinas del cuerpo, tonifica el cuerpo, etc.**

Enumerando los beneficios tenemos:

- **Desintoxicar el cuerpo, purifica la sangre y aumenta la hemoglobina.**

- Rico en Hierro, **mejora la circulación y ayuda a bajar la alta presión.**

- Gran fuente de vitaminas A, B y C. Excelente fuente de Calcio, Hierro, Magnesio, Fósforo, Potasio, Sodio, Sulfuro, Cobalto y Zinc.

- Ayuda a limpiar y mejorar los problemas en la **piel.**

- Ayuda a combatir **las infecciones vaginales, ayuda también a aliviar dolores y heridas.**

- Promueve la buena digestión y asimilación de los alimentos.

- Excelente **limpiador bucal, remueve toxinas en las encías y dientes.**

- Elimina los depósitos de drogas del cuerpo.

- Purifica el **hígado y el páncreas.**

- Desintoxicar **el colon.**

- Disminuye la **presión arterial.**

- Actúa contra las toxinas metabólicas del cuerpo.

- Es la forma más efectiva de terapia de clorofila.

- **Alta concentración de proteínas**. De acuerdo a estudios se ha encontrado que la composición de proteínas en el jugo de trigo es de 47%. La hierba de trigo seca contiene 3 veces más la concentración de proteínas que se encuentran en las carnes.

- Evita las **canas y la caída del pelo**. El jugo de trigo puede ser aplicado directamente en la cabeza.

- Ayuda a combatir los **dolores de garganta y los dientes.**

- Tratamiento para la **congestión nasal** (coloque varias gotas en cada orificio).

- Es excelente para las **hormonas sexuales**, mejorando la función sexual.

- Estimulante para la **circulación** (agregue unas cuantas onzas al agua de la tina y frótelo sobre la piel).

- El tomar jugo de trigo regularmente promueve la **salud física, mental y espiritual.**

- Bloquea el proceso por el cual los nitritos utilizados como conservantes en los alimentos, forman tumores.

- La estructura molecular del pasto de trigo es muy parecida a la de los glóbulos rojos, lo que aumenta la capacidad de la sangre de llevar oxígeno a cada célula de su cuerpo.

El pasto de trigo puede ayudarle a eliminar químicos dañinos en el agua con fluoruro que se encuentra en frutas y verduras. Una onza de pasto de trigo en un galón de agua con fluoruro puede convertir el fluoruro en un compuesto inofensivo de calcio-fosfato- fluoruro. Cuando el pasto de trigo se usa en agua para lavar, puede agregar mayor suavidad a la cara y manos. En la tina, es suavizante. **Detiene los sangrados, la comezón**, y ayuda a **aliviar dolores y deshacer granos y espinillas.** Además, las frutas y verduras contaminadas por aerosoles pueden limpiarse totalmente cuando se lavan con agua que contenga una pizca de pasto de trigo.

La clorofila es efectiva en limpiar los **senos nasales**. Paquetes de clorofila insertos en la nariz tienen un efecto secante, limpiado la congestión, y dando alivio inmediato. Gripes congestionadas se limpiaron en 24 horas. Beber jugo de pasto de trigo puede ayudarlo a eliminar y combatir los resfriados.

Beneficios Internos: Limpiar la sangre. Estimular el metabolismo y los sistemas enzimáticos corporalmente al enriquecer la sangre, aumentando el número de células rojas y dilatando los capilares, reduciendo así la presión sanguínea. Ayuda a estimular y normalizar la tiroides. Su alta concentración de minerales alcalinos nos ayuda a reducir el exceso de ácido en la sangre. Alivia dolores internos como **úlceras pépticas, colitis, estreñimiento, diarrea** y otros males del tracto intestinal. Nos ayuda a crear un ambiente desfavorable para el crecimiento de bacterias infecciosas. Gran ayuda para pacientes bajo tratamiento de quimioterapia.

Beneficios Externos: Corrige problemas de la piel, como el picor, quemaduras, cortaduras, pie de atleta y enfermedades como eczema, soriasis y caspa. Evita la caída del cabello. Limpia la piel y puede usarse como mascarilla para ayudar al problema **de acné.**

Otros beneficios: Jugo de pasto de **trigo cura el acné, e incluso ayudar a eliminar las cicatrices** después de que se ha ingerido durante siete u ocho meses. La dieta debe ser mejorada al mismo tiempo.

El jugo de pasto de trigo actúa como un **detergente en el cuerpo** y se usa como un desodorante corporal. Una pequeña cantidad de jugo de pasto de trigo en la dieta humana ayuda a prevenir la **caries dental**.

Mantener el jugo de pasto de trigo en la boca durante 5 minutos, ayuda a **eliminar dolores de muelas. Elimina venenos de las encías.**

Haga gárgaras de jugo de hierba de trigo por **un dolor de garganta.**

La ciencia ha comprobado que la clorofila **combate el crecimiento y desarrollo de la bacteria no deseada.** La clorofila (germinado de trigo) reconstruye el riego sanguíneo. Estudios de varios animales han demostrado que la clorofila esta libre de toda reacción toxica, las células rojas volvieran a la normalidad después de 4 o 5 días de haber sido administrado incluso en los animales que eran extremadamente anémicos.

RECETA DEL PASTO DE TRIGO: Una de estas preparaciones es la de hacer germinar semillas de trigo, se pone la semilla de trigo en agua limpia durante 24 horas, luego se la pone sobre tierra preparada y se cubre con un paño húmedo, después se riega un par de veces al día para evitar que se seque, cuando los brotes tienen 1 cm o 2 cm se exponen a la luz, en 10 días se logra un crecimiento de 10 cm a 15 cm.

Como medicina natural tome un puñado de la planta entera del trigo y molerlo en un mortero, no en licuadora, luego prosiga a exprimir este producto con una gasa bien limpia con el objetivo de extraer de esta manera su clorofila, no sus residuos, y así poder después tomarla. Es muy recomendable hacerlo al amanecer porque en esos momentos la planta está llena de vitalidad muy apta para brindarle el mejor extracto de clorofila que le puede ofrecer la naturaleza.

Empiece con solo una onza de pasto de trigo al día. Un programa terapéutico puede incluir dos o tres onzas, tómelo una parte preferiblemente en la mañana en ayunas, las demás veces hágalo antes de cada comida. Es importante tomar las clorofilas no pasando después de los 20 minutos de haber sido extraídos sus jugos.

KIWI

Problemas de transito intestinal, estreñimiento (gran poder laxante)

Su contenido de magnesio y fibra soluble e insoluble le confiere fuertes propiedades laxantes. La fibra previene el estreñimiento y mejora el tránsito intestinal.

- **Menopausia, embarazo**: El ácido fólico contenido en el Kiwi reduce el riesgo cardiovascular y de espina bífida durante el embarazo y sumando a su aporte de vitamina C el Kiwi se recomienda especialmente en situaciones como periodos de crecimiento, embarazo y lactancia materna.

- **Antioxidante, previene problemas cardiovasculares y el cáncer**
La vitamina C, como antioxidante, contribuye a reducir el riesgo de múltiples enfermedades, entre ellas, las cardiovasculares, las degenerativas e incluso el cáncer.

- **Combatir la Anemia con Kiwi**: La vitamina C aumenta la absorción del hierro de los alimentos, por eso se aconseja en caso de anemia ferropénica para acompañar a los alimentos ricos en hierro o a los suplementos de este mineral ya que acelera la recuperación.

- **Kiwi favorece al sistema inmunológico. Evita resfriados. Sube las defensas.** El ácido fólico presente en el Kiwi combinado con su aporte de vitamina C colabora en la producción de glóbulos rojos y blancos y en la formación de anticuerpos que favorecen al sistema inmunológico.

- **Kiwi para Bajar el colesterol**: El Kiwi por su contribución de fibra ayuda a reducir las tasas de colesterol en sangre y al buen control de la glucemia en las personas que tienen diabetes.

- **Dietas para bajar de peso**: Ejerce un efecto saciante, lo que beneficia a las personas que llevan a cabo una dieta para perder peso.

- **Hipertensión:** Por su abundancia de potasio y bajo aporte de sodio, el Kiwi resultan muy recomendables para aquellas personas que sufren de hipertensión arterial o afecciones de vasos sanguíneos y corazón.

Otros beneficios del Kiwi para la salud: Ayuda a **bajar el Estrés**, interviene en el equilibrio de agua dentro y fuera de la célula., el Kiwi beneficia **la visión**, es **Antiinflamatorio**, contribuye a disminuir los **riesgos cardiovasculares** y mejora el funcionamiento de todo el **aparato digestivo. Contraindicaciones del Kiwi**: Por su contenido de potasio, deberán tenerlo en cuenta las personas que padecen de insuficiencia renal y que requieren de dietas especiales controladas en este mineral.

LECHUGA

La lechuga es una planta hortícola que se cultiva desde muy antiguo. De la especie silvestre (lactuca virosa), originaria de las regiones mediterráneas se han obtenido numerosas variedades que permiten su cultivo a lo largo de todo el año.

Su hoja tiene un alto contenido en fibra, la sabiduría popular le confiere propiedades para **la anemia y debilidad en general, diurético, favorecedora del sueño (recomendada para los que padecen de insomnio) e incluso para la cura de bronquitis leve.**

Los nutrientes más importantes son: la vitamina A (**protege contra el cáncer en el sistema respiratorio e intestinal**) y el potasio. Las lechugas, son también moderadamente un buen recurso de otro antioxidante: la vitamina C, calcio, hierro y cobre. Su alto contenido en agua y su capacidad diurética la hace ideal para dietas destinadas **a perder peso.**

También la lechuga, espinacas y verdolagas frescas contienen el Omega 3. Una ensalada preparada con éstas, se pueden rociar con aceite de canola, de nueces o de trigo en cantidades moderadas.

Beneficios del omega 3. Éstas son las dolencias de salud que se mejoran o se pueden prevenir: Estabilizan el **metabolismo, Acné**, Alto nivel **de triglicéridos, Angina** inestable, **Artritis, Artritis reumatoide, articulaciones, Asma, Ataques al corazón, Aterosclerosis, Autismo, Cáncer cervical, de mama, de próstata, Cáncer e hígado** graso, Todos **los cánceres**, Malas Metástasis de cáncer, Coágulos de sangre-anti trombótico, **Colesterol HDL** bajo, mejor control de **inflamación,** Degeneración Macular-Daño a la retina-Ceguera, **Mala visión, Diabetes tipo 2,** Disfunción **Endotelial,** Enfermedad de **Alzheimer, Envejecimiento** acelerado, **Gota, Hipertensión**, Inflamación general-indicador importante de envejecimiento, **Lupus,** Mala **memoria,** Muerte repentina- **arritmia, Nacimientos prematuros, Osteoporosis, Quemadura del sol-cáncer de piel**, Repetición de **ataques del corazón, Resfriados, gripas**, Restenosis de angioplastia y de cirugía abierta **del corazón, Síndrome del ojo seco, Soriasis,** Subdesarrollo **cerebral del neonato, Tensión arterial alta,** Uñas, pelo y piel malas, Desorden **bipolar,** Cociente de **inteligencia** bajo en niños, **Demencia, Depresión, Depresión postpartum, Mal genio del niño, Mala concentración, Declinación mental, Agresión, comportamiento antisocial, El desorden de déficit de atención-ADD y ADHD.**

LECHE DE ALMENDRAS

Preparación de la leche de almendras

Cómo preparar leche de almendras: Para esta preparación se necesita: 150 gms de almendras sin cascara, un litro de agua, recipientes de vidrio, cerámica o acero inox.

Modo de prepararla: Lavar bien las almendras en un recipiente, cubrirlas con agua hasta que su piel se ablande, desechar el agua y pelarlas. Colocarlas en un recipiente con medio litro de agua y llevar al refrigerador por 10 horas, una vez pasado el tiempo licuarlas, colocar en un colador un lienzo de algodón o una gasa, colocar el licuado y agregar el otro medio litro de agua, finalmente revolver y poner en el refrigerador.

Propiedades e indicaciones de la leche de almendras: Puesto que las almendras contienen sólo un 50% de sales ácidas, resulta un **alimento alcalinízate y desintoxicante**. Sin embargo, a pesar de que las almendras crudas resultan algo indigestas (tomarlas mejor junto con una manzana), tomadas en forma de leche resultan más digestibles. De modo que la leche de almendras se puede utilizar para cualquier régimen e incluso para la alimentación infantil a partir de los 6 meses.

Resulta muy útil para combatir los eczemas infantiles, que resultan agravados por el empleo de la leche de vaca. En las diarreas agudas de los lactantes actúa como sustituto de la leche de vaca eficazmente. Está recomendada también para toda clase de afecciones digestivas del lactante que transcurren con infección. Pero su uso es también aplicable a los niños con retraso en el desarrollo, para adolescentes y adultos enfermos y convalecientes, para los que resulta una bebida exquisita, muy refrescante y extraordinariamente apetecible.

LECHE DE SOYA

Esta bebida es uno de los mejores aliados de la mujer entre los alimentos que aportan vitaminas, minerales y sustancias protectoras y benéficas, y además permite tomar los nutrientes de las distintas comidas.

La leche de soya es muy buena para tratar **desarreglos hormonales.** Esto se debe a que es rica en fitoestrógenos, compuestos similares a las hormonas del cuerpo femenino, que ayudan entre otras cosas a regular la función endocrina, **aliviar los dolores pre menstrual y los sofocos menopáusicos.**

Por otra parte, comparada la leche de soya con la de vaca, la primera tiene menos grasas saturadas y nada de colesterol, y además tiene ácidos como la lecitina que ayudan a reducir el colesterol total y el malo (LDL). Por lo tanto, la leche de soya también es beneficiosa para la **salud cardiovascular,** y se puede incluir en una dieta ya que contiene las mismas calorías que una leche descremada y es muy baja en carbohidratos.

Debido a que no contiene lactosa, la leche de soya es mucho más fácil de digerir, por lo tanto disminuye los malestares como los **dolores abdominales y la diarrea.**

Por último, cabe destacar que la leche de soya también ayuda a **prevenir osteoporosis** la desmineralización de los huesos, sin embargo lo ideal es buscar una que esté enriquecida con calcio y vitaminas.

¿Como hacer Leche de Soja o soya?: La leche de soya, es fácil de hacer y nutritiva. La técnica más sencilla es la siguiente: Se dejan los granos de soya en remojo durante 12 horas, luego se procesan en licuadora en crudo con agua (calculando 1 taza de granos por cada 3 de agua), y se pasa por un tamiz o gasa para colarla, ponerla en la olla y lleve a fuego medio/alto hasta que hierva, entonces baje el fuego a lento y cocine revolviendo de vez en cuando, por espacio de 1 hora aproximadamente, al final agregue vainilla o canela.

Debe recordar que es una leche natural, sin conservantes, saborizantes, aditivos y/u otras sustancias "permitidas" por lo tanto se conserva poco tiempo aún refrigerada.

LENTEJAS

Las lentejas ayudan ante las **enfermedades cardiacas** ya que disminuyen los niveles de **colesterol** y grasas debido a su contenido en fibra y fitatos.

Las lentejas son muy recomendables en la **diabetes** debido a que sus hidratos de carbono se absorben muy lentamente.

Las lentejas **son antianémicas** ya que son ricas en hierro fácilmente asimilable.

Las lentejas son una **buena fuente de proteínas**, sobre todo si se combina con arroz.

Otro efecto positivo del consumo de lentejas es que contribuyen en la **prevención del cáncer,** ya que estas leguminosas son conductoras de una enzima que combate la activación de compuestos que pueden causar el cáncer en el intestino; además, ayudan a una mejor digestión (siendo efectivas contra el estreñimiento), lo que **previene el cáncer de colon.**

LIMON

El limón ocupa un primer lugar entre los frutos curativos, preventivos y de aporte vitamínico, transformándolo en un gran eliminador de toxinas y un poderoso bactericida.

Posee vitamina C en abundancia que **refuerza las defensas del organismo** para evitar enfermedades, sobre todo de las vías respiratorias que van desde un simple **catarro, ronquera, amigdalitis, hasta pulmonías, bronquitis, congestiones, gripe, pleuresías, asma etc.**

El Limón destruye las células malignas (sin afectar las células sanas) en **12 tipos de cáncer, incluyendo el de colon, de pecho, de próstata, de pulmón y de páncreas, es un producto milagroso para matar las células cancerigenas. Destruye quistes y tumores.** (Tomar limonada sola o un litro de agua con una cucharita de bicarbonato y 3 limones diario antes de los alimentos (una o dos horas antes) por el tiempo que usted considere necesario. PRECAUCION: Nunca tomarlo con el estomago lleno.

La vitamina C o ácido ascórbico posee gran poder desinfectante y tiene además una acción antitóxica frente a los venenos microbianos y medicamentosos. Junto a la vitamina C se encuentra la vitamina P que ayuda a tonificar los capilares y vasos sanguíneos.

Es llamada también vitamina de la permeabilidad capilar ya que sin ella los capilares sanguíneos se vuelven frágiles y peligran romperse con facilidad, provocando pequeñas hemorragias. Ayuda a **cicatrizar heridas de todo tipo**, aplicándolo interior y exteriormente. El limón es muy rico en minerales entre los que se destacan potasio, magnesio, calcio y fósforo (contiene también sodio, hierro y flúor). El potasio, por ejemplo, es un elemento esencial para la vida y beneficioso para el tratamiento de la hipertensión arterial.

Cuenta con algunas vitaminas del complejo B (B1, B2, B3, B5, B6, PP). La vitamina B1 (tiamina) previene y cura la enfermedad del **beriberi** cuyos síntomas son parálisis, edema e insuficiencia cardíaca. Interviene además en el metabolismo de los hidratos de carbono. La vitamina PP (niacina) previene contra **la piel áspera, pelagra,** enfermedad que se manifiesta por la inflamación de la piel, **mala digestión y alteraciones mentales**. Esta vitamina es muy necesaria para conservar la salud de la piel, el aparato digestivo y el sistema nervioso.

Es un fruto que podríamos definir como medicinal por excelencia ya que actúa como curativo en más de 150 enfermedades. En cualquier parte del organismo donde se encuentran las **toxinas,** ya sea en la sangre, en los órganos, en los tejidos, el limón una vez ingerido acude para combatirlas disolviendo sus acumulaciones y expulsarlas.

Los limones contienen pectina, una fibra soluble natural y agente gelificante, **que limpia la grasa almacenada por el cuerpo y retarda el proceso digestivo haciendo que nos sintamos llenos tras comer menos alimentos.** La vitamina C de los limones también nos ayuda a producir carnitina, un aminoácido que anima al cuerpo a quemar grasa. Se puede incorporar la ralladura y el jugo de un limón en la dieta diaria; exprimir sobre las ensaladas, en salsas o simplemente añadir al agua y otras bebidas calientes

En casos de **intoxicación gastrointestinal** por consumir alimentos en mal estado o combinar mal los alimentos o digestiones pesadas y **malestares del hígado y vesícula**, el limón actúa normalizando las funciones alteradas, neutralizando las toxinas y ayudando en su eliminación. Es además un gran **consumidor de microbios** y el mejor protector contra las **enfermedades infecciosas.**

En los casos de **fiebre** ayuda a eliminarla, oxidando y excretando los tóxicos que no han sido debidamente neutralizados y eliminados. A excepción de la fiebre reumática. El limón es bueno en casos **de hipertensión, arteriosclerosis y enfermedades cardiovasculares** (activando la circulación de la sangre), en casos de **diabetes** colabora en evitar complicaciones relacionadas con las arterias. Previene la formación de **cálculos renales** y puede llegar a disolverlos lentamente.

Al igual que cualquier medicamento su consumo está directamente ligado a las condiciones física de cada persona pues, si bien es un gran aliado de la salud también su consumo deberá ser restringido frente a situaciones particularizadas, que puede estar padeciendo un individuo siendo en esos casos su consumo no indicado.

ESTÁ CONTRAINDICADO O SEA NO USARLO: en casos de desmineralización, descalcificación, anemia, raquitismo, fragilidad de los huesos, inflamación de las encías, dientes flojos y muy cariados, llagas en la boca y garganta, grietas en la lengua, heridas en la piel, edad avanzada o niños débiles, insomnio, acidosis, sensibilidad a los ácidos, estreñimiento crónico, inflamación de la próstata, inflamación de la matriz, vejiga o esófago. Mientras dura el período menstrual, enfermedades de los nervios.

La cantidad a consumir depende de cada persona y de su constitución orgánica. Por ejemplo las personas de constitución fuerte lo toleran más que los ancianos y los niños. Los obesos más que los delgados. Cae mejor en verano que en invierno el frío retarda su eliminación a través de la piel). Dependiendo de estos factores se puede llegar a tomar desde pequeñas dosis de jugo hasta medio limón y llegar a tomar el jugo de tres limones diarios aquellas personas que lo toleran bien.

Algunas sugerencias sobre como aplicarlo

- Para el **dolor de cabeza** aplicar rodajas de limón sobre la zona dolorida, sustituyéndolas por otras a medida que éstas se van calentando.

- Cuando hay **dolores musculares, ciática, lumbalgia, dolores de piernas y columna** masajear con jugo de limón la zona afectada.

- Para **los pies** cuando están cansados o hinchados. Baños de pies con agua y jugo de limón.

- En casos de **indigestión** se lo puede combinar con una tisana o te de manzanilla. Si es un problema hepático se lo combina con boldo o diente de león.

Como elegirlos: El color debe ser amarillo intenso y su cáscara firme, brillante y de textura fina. Cuando la cáscara es gruesa tiene menos pulpa y menos jugo.

El limón mezclado con ajos: Es recomendable en los casos de **inflamaciones, escarlatina, sarampión, escorbuto, beriberi, nerviosidad, falta de apetito, calcinación de las arterias, lombrices**. El limón mezclado con cebolla y dándose frotaciones con el jugo es muy eficaz **contra la caspa y la caída del cabello.** Acompañado con baños de vapor y tomando el jugo de 3 a 4 limones, se usará contra las **mordeduras de los perros rabiosos, víboras y las picazones de arañas.**

La corteza del limón en infusión caliente: Entona el estómago y quita los gases, también se le puede agregar para mayor eficacia granos de anís. Para eliminar **las lombrices** de los niños de más de cuatro años se les dará zumos de limón en dosis de una cucharadita con cuatro o seis de aceite de tártago y de ocho a diez y seis de zumo de zapote, para tomar una cuarta parte cada día. El limón asado y luego exprimido y asociado el zumo con aceite de almendras, es una untura muy eficaz para **el hígado** y contra otras irritaciones. En casos de **hemorragias** se absorberá por la nariz una mezcla de jugo de limón y cuatro partes de agua.

Frutos Cítricos: Además de vitamina C, los cítricos (naranja, mandarina, piña, limón y toronja) poseen otros compuestos fitoquímicos **con propiedades anticáncer**. Recientemente se ha demostrado que los niños que consumen regularmente zumo de naranja en los primeros dos años de vida, **tienen un riesgo muy bajo de desarrollar leucemia.**

LINAZA

Las semillas de lino o linaza son consideradas un alimento funcional ya que mantienen y **mejoran el estado de salud y bienestar y reducen el riesgo de contraer o padecer enfermedades**.

Las semillas de lino o linaza tienen un alto contenido de fibra y son muy ricas en ácidos grasos esenciales como el linoleico, omega 6, el linolénico y omega 3. Estos ácidos grasos son muy necesarios para un correcto funcionamiento del nuestro organismo. • Al consumir grasas ricas en Omega-3 se produce colecistoquinina, **hormona que envía señales de saciedad al cerebro y nos ayudan a perder peso.**

Beneficios del omega 3. Éstas son las dolencias de salud que se mejoran o que se pueden prevenir: Estabilizan el **metabolismo, Acné,** Alto nivel **de triglicéridos, Angina** inestable, **Artritis, Artritis reumatoide, articulaciones, Asma, Ataques al corazón, Aterosclerosis, Autismo, Cáncer cervical, de mama, de próstata, Cáncer e hígado** graso, Todos **los cánceres,** Malas Metástasis de cáncer, Coágulos de sangre-anti trombótico, **Colesterol HDL** bajo, mejor control de **inflamación,** Degeneración Macular-Daño a la retina-Ceguera, **Mala visión, Diabetes tipo 2,** Disfunción **Endotelial,** Enfermedad de **Alzheimer, Envejecimiento** acelerado, **Gota, Hipertensión** , Inflamación general-indicador importante de envejecimiento**, Lupus,** Mala **memoria,** Muerte repentina- **arritmia, Nacimientos prematuros, Osteoporosis, Quemadura del sol-cáncer de piel,** Repetición de **ataques del corazón, Resfriados, gripas,** Restenosis de angioplastia y de cirugía abierta **del corazón, Síndrome del ojo seco, Soriasis**, Subdesarrollo **cerebral del neonato, Tensión arterial alta**, Uñas, pelo y piel malas, Desorden **bipolar**, Cociente de **inteligencia bajo** en niños, **Demencia, Depresión, Depresión postpartum, Mal genio del niño, Mala concentración, Declinación mental, Agresión, comportamiento antisocial, El desorden de déficit de atención-ADD y ADHD.**

Algunas de los muchos beneficios que el consumo de las semillas de lino aportan al organismo son:

- Ayudan a que se produzca la absorción de las vitaminas solubles.

- Mejoran el estado de nuestra **piel y ayuda a evitar la aparición de eczemas, acné**, etc.

- Previenen la aparición de problemas inflamatorios como **la artritis**.

- Benefician al **corazón y al sistema** vascular previniendo la formación de trombos.

- Debido a su alto contenido en fibra **favorecen el tránsito intestinal**.

- Es aconsejable su consumo en las dietas para **bajar de peso**.

- Ayudan a controlar **el colesterol**.

- Los lignanos que contienen son eficaces en la **prevención del cáncer de mama, de colón y de próstata.** Ayudan a controlar **la diabetes**. Regulan **la tensión arterial.**

- Son un buen antioxidante. Estimulan la flora intestinal.

- Su contenido en lignana reduce los riesgos de enfermedades relacionadas con la disminución de estrógenos en las mujeres.

¿Cómo consumir las semillas de lino o linaza? Podemos utilizar las semillas de lino remojadas en agua, licuadas o trituradas. Las añadiremos a los zumos de fruta, yogures, salsas, ensaladas, sopas, etc. Con la harina de semillas de lino podemos elaborar pan, galletas, bollos o bizcochos. También podemos incorporar a nuestra dieta el aceite de semillas de lino.

PRECAUCION: NO CONSUMIRLA CUANDO: Padeces de colon irritable en etapa de diarrea. Padeces diverticulitis, en este caso es más aconsejable consumir el aceite o la harina de semillas de lino pues las semillas enteras pueden irritarte más.

MANGO

Dados sus ingredientes cien por ciento naturales, el mango africano **eleva el metabolismo posibilitando a las personas bajar peso** y tallas de manera normal. Entre muchos de sus beneficios ayuda a reducir los niveles de **colesterol** en el torrente sanguíneo.

Además sirve para **remover la grasa retenida en el vientre, glúteos y extremidades**, proporcionando a los que consumen el mango africano, una formidable imagen más elegante y armoniosa.

Gracias a sus características antioxidantes al igual que debido a su efecto excretor de tóxicos, puede agilizar la secreción de toxinas al interior de todo el cuerpo, eliminando las sustancias perjudiciales para el cuerpo a través de la orina, excremento y sudor.

El mango es muy rico en vitaminas A, C y E, de acción antioxidante, capaces de neutralizar los radicales libres responsables del **envejecimiento y factor de riesgo de diversas enfermedades degenerativas, cardiovasculares e incluso algunos tipos de cánceres**.

Destaca su elevado contenido en **vitamina A** y en **betacarotenos**, que se transforman en el organismo en vitamina A, conforme éste la va necesitando. La vitamina A es esencial para una correcta **visión**, ayuda a conseguir un buen estado de la piel y mucosas, y previene de las **infecciones respiratorias.** El consumo de esta fruta puede ser una estrategia nutricional muy útil en la prevención de la ceguera causada por el déficit de esta vitamina en niños de los países en vías desarrollo. El organismo, además, asimila mejor este nutriente gracias a la presencia de vitamina E, que protege a la vitamina A de su oxidación en el intestino y en los tejidos.

- El mango es una excelente fuente de **vitamina E.** Una pieza de 200 g aporta más del 20% de la cantidad diaria recomendada en un adulto. Sorprende su contenido en esta vitamina al tratarse de una fruta, pues los alimentos más ricos en vitamina E suelen ser aceites y grasas.

- Es igualmente rico en **vitamina C.** La vitamina C interviene en la formación de los glóbulos rojos, colágeno, huesos y dientes y favorece la absorción del hierro presente en los alimentos, a la vez que **refuerza el sistema de defensa del organismo frente a infecciones y alergias, reduce los niveles de colesterol y retrasa el proceso de envejecimiento de las células.**

- Presenta asimismo pequeñas cantidades de **vitaminas del grupo B,** como la tiamina (B1) la riboflavina (B2) y piridoxina (B6), necesarias para el buen funcionamiento del **sistema nervioso, la salud de la piel y el cabello,** así como para la síntesis de aminoácidos y el metabolismo de las grasas, entre otros. De esta manera, comer mango ayuda, en cierto modo, a **prevenir la caída del cabello, alivia o previene los problemas de la piel, la debilidad muscular y los trastornos de origen nervioso.**

- Además, el mango aporta **ácido fólico,** una vitamina fundamental en **las mujeres embarazadas** ya que reduce el riesgo de malformaciones congénitas.

MANZANA

Entre las principales vitaminas de la manzana encontramos: Vitaminas B, B2, B3, Vitamina A, Vitamina E, Vitamina K, Vitamina C

Por si a alguien le pareciera que el agradable y refrescante sabor de la manzana es poca cosa para consumirla, hay que decir que en general todas sus variedades ofrecen importante aportación de vitamina C y otras sustancias (fitoquímicos) con **propiedades anticancerígenas y antioxidantes (que evitan el envejecimiento de los tejidos) que mantienen en perfecto estado al sistema inmunológico (encargado de defender al organismo de enfermedades).** La piel de los arándanos y de la manzana contiene ácido ursólico que también se ha demostrado **que inhibe el crecimiento de varios tumores y el ácido ursólico impide la invasión tumoral y las metástasis.**

Asimismo, el aporte calórico de la manzana es moderado (55 calorías por cada 100 gramos de producto) y su sabor dulce se debe a que posee buena cantidad de fructosa, azúcar cuya principal característica es que se asimila con lentitud en el organismo y ayuda a controlar los niveles de glucosa en sangre; por si fuera poco, su contenido de fibra y cascarilla provocan **sensación de saciedad y combaten el estreñimiento,** motivo más que suficiente para volverlo un producto ideal en dietas **para bajar de peso.** Todas las frutas y vegetales son alimentos saciantes con un alto contenido en agua, aire y fibra que producen señales de saciedad en el intestino delgado, pero las investigaciones han mostrado que las manzanas son especialmente eficaces para los que cuidan su peso. Una vez digeridas, producen la hormona GLP-1, que envía señales al cerebro para persuadirnos de que estamos llenos. Se puede comer una manzana de tamaño mediano 15 minutos antes de las comidas para ayudar a regular el apetito. Sin embargo, la gran virtud de este fruto reside, más bien, en su alto contenido de pectina, tipo de fibra soluble que cuenta con gran cantidad de cualidades positivas; la primera de ellas, es que ayuda a que el cuerpo disminuya los niveles de **colesterol** en sangre, pues de acuerdo con estudios realizados en diversas naciones, como Francia, Italia e Irlanda, se ha establecido que consumir dos manzanas al día puede reducir hasta en 10% el nivel de este tipo de grasas.

Otra ventaja de esta sustancia es que protege al organismo contra los efectos de la contaminación ambiental, debido a que favorece la eliminación de metales nocivos como plomo, mercurio y cesio, así como otras sustancias tóxicas que los habitantes de las grandes urbes inhalan. *Antiinflamatoria del aparato digestivo*: En casos de **inflamación del estomago, intestinos o de las vías urinarias** (Decocción de unos pedazos de manzana durante 15 minutos en 1 litro de agua. Tomar tres vasos al día) Antiácida: Su contenido en pectinas, así como la influencia de la glicina, que es un antiácido natural la hacen muy adecuada para en casos **de acidez estomacal**. Basta comer unos trozos de manzana y notaremos un gran alivio, por lo cual su ingesta continuada se convierte en un buen sustituto de otros antiácidos químicos.

Sedante: Por su contenido en fósforo, resulta un alimento con valores sedantes, muy adecuado para tomarlo antes de irse a dormir, con lo cual **ayuda a dormir mejor**. *Febrígug*o: **Para rebajar la fiebre**. (Decocción de 60 gr. por litro de agua durante 15 minutos. Colar y tomar 2 vasos al día)

Antitabaco: Una dieta a base solo de manzanas durante todo un día puede ayudar a abandonar el hábito de fumar. *Anticancerígena:* Por su contenido en catequinas y quercetina, dos fitoquímicos que **protegen contra la acción de los radicales libres y tienen propiedades anticancerígenas muy potentes.**

VINAGRE DE MANZANA: Uso externo

Dolor: Para relajar los músculos cansados después de un esfuerzo físico, evitando los dolores y calambres se puede aplicar una loción sobre la zona dolorida con vinagre de manzana.

El vinagre de sidra puede utilizarse para **eliminar los hongos de los pies**, evitando la sensación de ardor que muchas veces la acompaña (Colocar los pies en un recipiente con agua tibia en el que se haya diluido medio litro de este vinagre. Enjuagar con agua fría y secar bien). Los baños de uñas en vinagre de sidra de manzana ayudan a fortalecer las uñas y evitar que se rompan. El vinagre de manzana tiene propiedades muy beneficiosas para la salud del oído. Es rico en potasio cuya deficiencia, junto a la de magnesio, zinc y manganeso puede producir sordera. Además hidrata y regenera las mucosas por lo que puede ayudar a combatir los problemas del **oído interno** debidos a excesiva sequedad. (Cucharadita de vinagre de manzana, mezclado con una cucharada de miel por vaso de agua. Tomar tres vasos diarios durante las tres comidas principales. En caso de notar acidez estomacal rebajar la dosis).

Mal olor de las axilas: El vinagre de sidra de manzana puede constituir un buen desodorante para eliminar el olor desagradable que produce el sudor de las axilas. (Mojar una gasa con este vinagre y aplicar a las axilas.

A diferencia de los desodorantes industriales, no produce irritaciones en la piel).

Flacidez: Se utiliza para realizar masajes de las zonas fláccidas y mejorar el aspecto de la piel (Mezclar medio vaso de zumo de manzana con medio vaso de zumo de melón. **Masajear las partes poco firmes de la cara como la barbilla, el cuello o los párpados).**

MELON

El melón una fruta con muy bajo aporte calórico, y bajo contenido en azúcar, recomendado para **diabéticos, es antioxidante, protege las grasas del organismo**, por su contenido en vitamina E es uno de los factores protectores **contra el cáncer de pulmón de mama y de próstata**, indicado para **enfermedades cardiovasculares,** es muy depurativo y refrescante.

Entre los beneficios que le **entrega** a nuestro organismo están:

Aporta vitamina A, lo que nos ayuda a evitar la sequedad en las **mucosas y en la piel**. Previene **manchas en la piel** gracias a la eliminación de toxinas, ya que muchas de las manchas se deben a la manifestación de toxinas que se encuentran dentro de nuestro organismo.

Aporta fibra, potasio, calcio, ácido fólico y zinc. Previene **la gota, la artritis y nivela el colesterol alto.**

Esta fruta es tan efectiva **desintoxicando el organismo** que se ocupa para realizar curas. Comiendo sólo melón durante 24 horas o desayunando melón durante una semana, se puede limpiar el cuerpo, **mejorar la apariencia y la salud de la piel y disminuir los nervios.**

El melón también se usa mucho en tratamientos de belleza, ya que además de todos estos beneficios internos, produce varios externos. Se usa en mascarillas, cremas o simplemente aplicándolo machacado y directamente sobre la piel por unos 15 minutos. **Deja la piel hidratada, suave y tonificada, y ayuda a prevenir las arrugas.**

Para elegir un melón hay que fijarse en que no tenga manchas, cortes o golpes en la cáscara. También es importante que tenga un olor dulce y notorio, esto nos dirá que está bien maduro. Y si tienes que escoger entre varios, llévate el más pesado, porque generalmente los de cáscara gruesa tienen mejor sabor.

MIEL

Además de la fructosa, de la glucosa y del agua, la miel contiene otros azúcares así como enzimas, minerales, vitaminas y aminoácidos. En pruebas realizadas en la Universidad de Wisconsin se demostró que distintas muestras de la miel de diferentes regiones contenían una amplia gama de las vitaminas del grupo B, incluyendo la riboflavina, ácido pantoténico, niacina, tiamina y pirodoxina. No obstante, las concentraciones de cada vitamina fluctuaban significativamente según la región a que pertenecía la muestra. Otros estudios también encontraron que la vitamina C contenida en la miel también fluctúa según la región donde se haya recolectado. Las mieles de color más oscuro contienen más vitaminas que las más claras, así como también son portadoras de más minerales como calcio, magnesio y potasio. Otras investigaciones han evidenciado que la glucosa de la miel hace aumentar la absorción del zinc.

En la **investigación** que se realizó se le dio miel a un grupo de niños con tos y a otra parte del grupo se le dio dextrometorfan, este esta en muchos de los jarabes para la tos que circulan. Luego de un tiempo de tratamiento se determinó que la miel es más activa, por lo que una cucharada de miel antes de acostarse **ayuda a calmar la tos**.

¿Cómo se explica la eficiencia de la miel en estos casos? Los niños generalmente se enferman por virus que inflaman la pared de la faringe, **la miel de abeja**, así como la **panela**, se fija al tejido inflamado produciendo una capa de protección, esto logra que se reduzca la tos o el **dolor de garganta**. Pero hay que recordar que **no se les puede suministrar a niños menores de un año** porque si la miel no está bien procesada puede llegar a causar botulismo (paralización de los músculos).

Pero la tos no es el único mal que trata la miel, ya que además es un buen **cicatrizante y antiséptico, favorece la producción de tejido nuevo, previene las infecciones en las heridas, es buena para la anemia o para las personas que tienen bajas defensas** (por su contenido de hierro, vitaminas B y C, y minerales, la miel fortalece los huesos y músculos por sus componentes de calcio y fósforo. No son pocas ni desdeñables las propiedades que se le atribuyen a la miel y están comprobados científicamente, dato a tener en cuenta.

Es importante saber que la miel no es un alimento adecuado para bebes de menos de un año de edad. La miel puede contener las esporas bacterianas causantes del botulismo infantil, una enfermedad rara pero importante que afecta al sistema nervioso. Después del primer año, nuestro sistema inmune es capaz de defendernos de la exposición a las esporas del botulismo. A partir de un año de edad ya se puede dar miel a los niños, el peligro se limita a los bebes.

Otra de las propiedades de la miel es que facilita la **curación de heridas, y se ha utilizado en quemaduras e infecciones postoperatorias.**

- La viscosidad proporciona a una barrera protectora que previenen la infección de la herida.

- Promueve un ambiente húmedo que permite que la piel crezca a través de heridas sin la formación de una cicatriz.

- La miel estimula el crecimiento del tejido fino bajo superficie de la piel.

- Tiene una acción antiinflamatoria que **reduce la hinchazón y el dolor. También mejora la circulación, lo que acelera la curación.**

- La miel también actúa como **desinfectante, matando a las bacterias** que pueden infectar heridas.

No obstante estas propiedades, la miel no es recomendable para lesiones serias, heridas abiertas o quemaduras graves. Mejor sólo utilizarla para ayudar en pequeños cortes o quemaduras caseras.

Tanto para si es para ingerirla como para aprovechar estas cualidades que hemos mencionado, busque miel natural sin procesar y a ser posible que sea de su región, así evitará posibles alergias con pólenes que son desconocidos por nuestro sistema inmunitario y podrían provocar alergias.

- La miel no engorda, a pesar de su composición energética. La miel es un alimento que tiene unas propiedades nutritivas muy importantes que la hacen aconsejable en las dietas equilibradas: es fuente de azucares, sales minerales y vitaminas que son aprovechadas directamente por el organismo.

Los entusiastas del uso de la miel dicen que una cucharada a primera hora de la mañana ayuda **a mitigar el apetito y el cansancio.** Ayuda efectiva contra la **gripe y algunos trastornos respiratorios. En caso de insomnio,** es excelente tomar una cucharada de miel antes de acostarse. Para prevenir enfermedades, toma diariamente una cucharada de miel diaria y así te sentirás bien de tu estómago.

- Un poco de miel de abeja bajo la lengua, ayuda a restablecer de inmediato los niveles de glucosa en un cuadro de hipoglucemia. La miel posee efecto laxante **y tranquilizante.** En caso de que la persona tenga gripa, catarro o temperatura, se puede preparar miel con jugo de limón y sentirá rápido la mejoría.

- Tomar una cucharada de miel de abeja con el desayuno, proporciona más energía para poder realizar las **actividades físicas y mentales diarias**. Tomar una cucharada de miel en las mañanas, dejándola diluir bien en la boca y esperar al menos una hora antes de ingerir cualquier otro alimento ayuda a quienes sufren de **úlcera gástrica.** Como pasta como fortalecedora del **cuero cabelludo.** La miel también actúa como desinfectante, matando a las bacterias que pueden infectar heridas.

Cuanta miel debo tomar al día: Los especialistas recomiendan tomar de 2 a 3 cucharadas soperas, o bien de 50 a 100 gramos diarios.

MIJO

El mijo carece de toxicidad alguna y puede emplearse en sustitución de cualquier cereal, o bien como complemento.

El mijo es considerado un cereal, posee un particular y rico sabor, además proporciona una gran cantidad de nutrientes y beneficios a quien lo ingiere, se lo considera el **cereal más energético.** Podrás incorporarlo mediante varios platillo, eso si, deberás utilizar del tipo blanco, dorado o negro debido a que son los que poseen mejor sabor.

El mijo es **muy alto en proteína, es uno de los cereales más rico en los aminoácidos que el cuerpo necesita para cumplir sus funciones** de reparación, producción de hormonas y activación de enzimas, entre otras. Es además, muy alto en hierro, silicona y calcio, el mijo tiene la propiedad de alcalinizar el organismo, ayudando a combatir los problemas de salud típicos de un exceso de acidez en la sangre (**artritis, gota y dolores en general**). Es también un gran diurético y un reforzante de los riñones, además de ser un grano excelente para combatir la candidiasis, ya que tiene propiedades antifungales.

Si incorporas el mijo en tu régimen alimenticio le aportaras a tu organismo elementos como hierro, grasa, magnesio, proteínas, calorías, hidratos de carbono, vitamina B1, vitamina B2, vitamina B3 y vitamina B9 entre otras cosas.

Algunas propiedades del mijo: Te ayudara a regenerar **tu sistema nervioso**, a mejorar **tu desarrollo físico y mental**, a combatir **la anemia ferropénica,** a fortalecer **tus uñas, cabello, dientes y piel**, a **disminuir calambres musculares.**

Se considera que el mijo engorda menos que el trigo y que tiene menos poder calórico que la avena. Este grano es fácil de digerir, posee considerable contenido de lecitina y colina.

Como preparar el Mijo: Primero se debe enjuagar varias veces hasta que el agua quede libre de polvo y de los residuos. Después se debe colar y dejar que se escurra adecuadamente.

TORTITAS DE MIJO Rinde: 4 personas Ingredientes: 2 tazas de mijo 1 cebolla bien picada 3 zanahorias Aceite vegetal natural

1. Tostar ligeramente el mijo en un poco de aceite caliente.

2. Freír la cebolla partida y cuando esté blanda añadir las zanahorias en trocitos.

3. Cocer las verduras durante unos 10 minutos.

4. Unir el mijo tostado, echar encima 2 cucharones de agua caliente y cocer durante 40 minutos a fuego lento.

MORAS O ZARZAMORAS

Las moras, esos pequeños frutos que nos ofrece la naturaleza, son un auténtico regalo para nuestra salud pues son muchos los beneficios que nos aportan.

Cuando compremos moras hemos de fijarnos mucho en el color (ha de ser brillante) y el aroma intenso. Debemos desechar las que no estén duras y secas, pues si están blandas y húmedas se estropearan más pronto.

Si el fruto no esta maduro, no debemos comprarlo, pues esta fruta ya no madurara. Las moras podemos consumirlas frescas, en forma de mermelada, ensaladas o acompañamiento de otros platos.

Las moras son muy ricas en antioxidantes y vitamina C.

Mejoran el **transito intestinal** debido a su aporte de fibra.
Son de bajo contenido calórico.

Tienen propiedades antioxidantes, neutralizan la acción de **los radicales libres**.

Las moras están indicadas para combatir la diarrea.

Reducen el nivel de **colesterol** en la sangre.

Ayudan a **prevenir la arterioesclerosis**.

Ayudan a mejorar la visión y previenen la degeneración de **la vista**.

Tienen propiedades **diuréticas**.

Favorecen la **buena digestión.**

Contribuyen a mantener un buen estado en **los nervios.**

Las moras fortifican la **sangre**.

Son buenas para **combatir infecciones.**

Reducen el riesgo de enfermedades degenerativas.

Aumentan las defensas frente al **catarro.**

Revitalizan la **piel.**

Frutos rojo: frambuesas, arándanos, fresas, moras, zarzamoras contienen productos fitoquímicos con propiedades biológicas como antioxidantes, anti-cáncer, antineurodegenerativas y anti-inflamatorias. También contienen variadas concentraciones de fenoles que se ha demostrado que inhiben el crecimiento de células de **cáncer de mama, colon, estómago y próstata**

NARANJA

Al igual que otras frutas de su especie, la naranja es fuente de vitamina C, la cual es fundamental para el **fortalecimiento de las defensas del organismo** e ideal para **prevenir gripes y resfriados.** Asimismo, ha jugado históricamente importante papel en la prevención del **escorbuto**, enfermedad que se caracteriza por hemorragias de pequeño y gran tamaño en piel y encías, así como inflamación de folículos pilosos.

Asimismo, la vitamina C es necesaria para producir colágeno, proteína decisiva en el crecimiento y reparación de las células de los tejidos, encías, vasos sanguíneos, huesos y dientes, y para el eficiente aprovechamiento de las grasas, por lo que se le atribuye el poder de reducir el colesterol. De igual forma, este elemento vitamínico ayuda a una mejor **cicatrización de**

heridas y reducción del efecto de muchas sustancias productoras de alergias; también colabora para contrarrestar problemas circulatorios y várices.

A ello hay que agregar que esta colorida fruta tiene **propiedades anticancerígenas**, como lo demuestran varios estudios avalados por el Instituto Nacional de Cáncer de Estados Unidos, los cuales señalan que el consumo masivo de jugo de naranja ayuda a reducir diferentes tipos de **cáncer, principalmente el de estómago.**

Algunas propiedades adicionales son:

- **Aumenta la calidad de los glóbulos rojos** (células que captan el oxígeno y lo transportan a los tejidos).

- **Regenera el cerebro y plasma sanguíneo** (líquido en el que se encuentran las células de la sangre).

- Combate la **artritis** en general.

- Actúa contra el **asma y ahogos respiratorios**.

- Regula **la presión sanguínea y evita mareos y vómitos**.

- Es antiespasmódica, es decir, contrarresta **calambres, palpitaciones y temblores corporales.**

- Ayuda a **desinflamar ovarios, matriz, próstata, garganta y encías.**

- Cura y evita **inflamaciones del recto (hemorroides).**

- Fortalece al **sistema nervioso central, pues es un estimulante anímico contra tristeza, somnolencia y pereza.**

- Funciona como especie de controlador del dolor en **riñones.**

- Facilita las funciones digestivas y evita el **estreñimiento.**

- **Fortalece a la dentadura.**

Por otra parte, es bien sabido que **tanto piel como flor de la naranja**, conocida como azahar, han sido tradicionalmente utilizadas en la medicina naturista; la primera para el tratamiento de **bronquitis crónica y la segunda en forma de infusión para combatir estados de ansiedad y nerviosismo, así como para conciliar el sueño.**

Es interesante saber que en Europa los consumidores prefieren tomar el jugo de naranja natural, lo que también ocurre en México, contrario a Estados Unidos, donde los consumidores prefieren el jugo concentrado para luego añadirle agua, lo cual se debe a que el consumidor actual tiende a ocupar menos tiempo en la preparación de alimentos.

Por otro lado, considere que la naranja es excelente auxiliar para que los niños fortalezcan su sistema inmunológico (aquel que nos defiende de infecciones), por lo que es recomendable que consuman esta fruta, en forma de jugo, a partir del primer año de vida.

Frutos Cítricos: Además de vitamina C, los cítricos (naranja, mandarina, piña, limón y toronja) poseen otros compuestos fitoquímicos **con propiedades anticáncer**. Recientemente se ha demostrado que los niños que consumen regularmente zumo de naranja en los primeros dos años de vida, **tienen un riesgo muy bajo de desarrollar leucemia.**

Finalmente, es importante tomar en consideración algunas medidas de precaución al consumir esta fruta; en primer lugar debe lavarse muy bien bajo el chorro del agua, para destruir residuos de fertilizantes, y en caso que necesite la ralladura de la cáscara para preparar algún platillo, lavarla bien, para eliminar con ello la cera que la cubre.

NOPAL

* Se pueden consumir crudas o cocidas • Como guisado. • Guarnición o en licuado.

  En cataplasma es tan efectivo como la sábila **para curar heridas y luxaciones.**

- Es igualmente **purgante y laxante.**

- Favorece a **la reducción del azúcar en la sangre.**

- Muy aconsejable para quienes deseen **bajar de peso.**

- Sus frutos, las tunas, al igual que las pencas, son excelentes para **los riñones**, ya que aumentan el flujo de orina y su alcalinidad.

- Por ello es benéfica en casos de **inflamación de la vejiga o de la uretra.**

- La baba que el nopal desprende, específicamente cuando se cuece, no debe eliminarse, ya que es curativa.

  Forma de preparar: Abscesos y heridas. Abrir una penca por la mitad y calentar.

- Colocar sobre el sitio afectado, asegurar con una venda y dejar durante 2 horas.

- Repetir varias veces al día.

  Bajar de peso. Preparar un licuado como en el caso de Diabetes.

- Si utiliza agua puede añadir un trozo de piña, mango o fresa. No se cuela.

- Tomar diariamente durante 2 semanas y descansar una.

- Repetir hasta lograr el efecto deseado.

- Durante la menstruación no se tome con jugos de cítricos.

  Diabetes. Licuar media penca mediana o una pequeña junto con un xoconoztle sin semillas, 2 cm de pulpa de sábila con un cuarto de litro de agua, o bien, licuar con jugo de naranja o de toronja.

- No colar.

- Tómelo diariamente en ayunas durante 30 días y descanse una semana. Repetir todo el tiempo que sea necesario.

Diurético. Hervir en medio litro de agua una penca cortada en trozos.

- Beber 3 tazas al día.

Esguinces, luxaciones, torceduras.

- Proceder de la misma manera que en Abscesos y heridas.

Laxante. Consumir el nopal en cualquiera de las modalidades mencionadas.

Parásitos. Consumir el nopal cotidianamente en gran cantidad, preparado al gusto.

NUEZ

La **nuez** es el fruto del Juglans regia, nombre científico de la especie más difundida del nogal. Es un fruto seco muy nutritivo y energético, rico en proteínas, vitaminas, minerales, fibra y ácidos grasos beneficiosos para el organismo.

Información nutricional: Cada 100 gramos, las nueces contienen: Calorías: 688. Proteinas: 15.

Además, las nueces tienen un elevado contenido en ácidos grasos poliinsaturados, vitaminas A, B1, B6, ácido fólico y magnesio. Comer nueces es bueno para reducir los **niveles de colesterol en la sangre, favorece la circulación y la producción de glóbulos rojos.**

También la nuez es un excelente estimulante para el sistema nervioso y la actividad intelectual. Las nueces son uno de los grandes alimentos del cerebro. Aportan gran cantidad de ácidos omega-3, omega-6 y vitaminas B6 y E. También son unas grandes reguladoras de la serotonina, una sustancia que **modifica nuestras emociones y sentimientos.** • Al consumir grasas ricas en Omega-3 se produce colecistoquinina, **hormona que envía señales de saciedad al cerebro y nos ayudan a perder peso**.

Por otra parte, su alto contenido en calcio la convierte en un alimento eficaz para prevenir la **osteoporosis.**

Las nueces son una fuente natural de melatonina. Muchos piensan que la melatonina es algo que puede tomarse para conciliar el sueño, pero los científicos están estudiando cómo en realidad este potente antioxidante puede combatir enfermedades como el cáncer u otras asociadas al envejecimiento y probablemente conseguir que las personas tengan una vida más sana. La melatonina, una hormona natural segregada por el propio cuerpo humano, es un **magnífico regulador del sueño** que está llamado a sustituir a los somníferos, mucho más agresivos, para corregir el ritmo sueño/vigilia cuando se altera el reloj biológico del hombre.

La melatonina segregada de forma natural por el cerebro, tiene la propiedad de retrasar el envejecimiento del organismo gracias a sus propiedades antioxidantes. El problema es que nuestro cerebro deja de producirla alrededor de los 30 años. Los investigadores concluyeron que una dosis de melatonina al día a partir de los 40 años **neutraliza los efectos del envejecimiento aumentando la longevidad.** Esto coincide con los primeros signos del envejecimiento humano, como por ejemplo la pérdida de elasticidad en la piel y la formación de arrugas. Las propiedades antienvejecimiento de la melatonina son notorias no sólo en la piel sino también en las articulaciones y en todos los órganos. Se han observado excelentes resultados como antidepresivo en **mujeres menopáusicas** y en el llamado Desorden Afectivo Estacional.

Las **nueces** contienen grandes niveles de selenio. Una dieta que contenga nueces, respetada durante aproximadamente 4 meses, mejorará notablemente el estado de ánimo de quien la consuma. Pequeñas cantidades de selenio pueden afectar también el tratamiento contra la **depresión.** El selenio puede ser obtenido en comidas como el pan, nueces brasileñas, atún, cebollas, tomates y brócoli. **La serotonina es el químico del cerebro que nos ayuda a estar felices.** Comer carbohidratos ayuda a incrementar los niveles de serotonina y eso explica por qué a veces sentimos antojos de esas comidas. Entonces, si sufres de depresión, no sigas una dieta donde se restrinjan los carbohidratos o una dieta baja en carbohidratos. También es muy importante comer de los buenos carbohidratos y evitar los carbohidratos refinados. La dieta de carbohidratos saludables incluye comidas como el arroz, pastas, legumbres y pan integral.

La composición de las nueces reduce la incidencia del cáncer, y retrasa o reduce la gravedad de las enfermedades neurodegenerativas asociadas **al envejecimiento, incluidas el Parkinson y el Alzheimer, así como de las enfermedades cardiovasculares**. Las nueces son una potente fuente de melatonina de fácil asimilación para el organismo. Al consumir nueces, los niveles de melatonina en la sangre se triplican. Los estudios demuestran que las nueces reducen el riesgo de padecer **enfermedades cardiovasculares** gracias a su composición de nutrientes beneficiosos para la salud, incluidos los ácidos grasos omega-3 y los antioxidantes. Estos efectos tan beneficiosos se producen gracias a la sinergia entre los componentes de las nueces, la combinación de nutrientes y melatonina. La melatonina y los ácidos omega-3, ambos encontrados en las nueces, **previenen el cáncer porque impiden el crecimiento de las células cancerosas.**

Beneficios del omega 3. Éstas son las dolencias de salud que se mejoran o que se pueden prevenir: Estabilizan el **metabolismo, Acné**, Alto nivel **de triglicéridos, Angina** inestable, **Artritis, Artritis reumatoide, articulaciones, Asma, Ataques al corazón, Aterosclerosis, Autismo, Cáncer cervical, de mama, de próstata, Cáncer e hígado** graso, Todos **los cánceres**, Malas Metástasis de cáncer, Coágulos de sangre-anti trombótico, **Colesterol HDL** bajo, mejor control de **inflamación,** Degeneración Macular-Daño a la retina-Ceguera, **Mala visión, Diabetes tipo 2,** Disfunción **Endotelial,** Enfermedad de **Alzheimer, Envejecimiento** acelerado, **Gota, Hipertensión**, Inflamación general-indicador importante de envejecimiento, **Lupus**, Mala **memoria,** Muerte repentina- **arritmia, Nacimientos prematuros, Osteoporosis, Quemadura del sol-cáncer de piel**, Repetición de **ataques del corazón, Resfriados, gripas**, Restenosis de angioplastia y de cirugía abierta **del corazón, Síndrome del ojo seco, Soriasis**, Subdesarrollo **cerebral del neonato, Tensión arterial alta**, Uñas, pelo y piel malas, Desorden **bipolar,** Cociente de **inteligencia bajo** en niños, **Demencia, Depresión, Depresión postpartum, Mal genio del niño, Mala concentración, Declinación mental, Agresión, comportamiento antisocial, El desorden de déficit de atención-ADD y ADHD.**

Investigadores noruegos y estadounidenses han realizados por primera vez un listado con los alimentos vegetales de consumo habitual que contienen la mayor cantidad de antioxidantes. Tras el análisis de 1000 alimentos, los expertos han concluido que las nueces son el alimento que mayor cantidad de antioxidantes contiene y que, por tanto, ayudan a **prevenir numerosas enfermedades cardiovasculares, el cáncer o la diabetes.**

Los principales componentes antioxidantes presentes en las nueces son la vitamina E, los polifenoles y los oligoelementos, selenio, cobre, zinc y magnesio, estos últimos podrían beneficiar la función endotelial (capa más interna de los vasos sanguíneos), ya que **ayudarían a prevenir el proceso de oxidación celular que conduce a la enfermedad cardiaca.**

PAN INTEGRAL

Te ofrecemos una serie de **beneficios** que aporta el uso del **pan integral** en tu dieta diaria.

1. Importante **aporte de fibras**, **vitaminas** y **minerales**: Cuando consumimos panes hechos con materia primas refinadas obtenemos la energía del almidón, pero perdemos la fibra, vitaminas B1 y B2, minerales como hierro y fósforos, proteínas completas y ácidos grasos, que sí nos aporta el pan integral.

2. Disminuye el riesgo de padecer las siguientes afecciones:

   - Enfermedades cardiovasculares, ya que la fibra disminuye el **colesterol malo, reduce los triglicéridos y aumenta el colesterol bueno.**

   - **Cáncer, especialmente el colon-rectal.**

   - **Diabetes:** disminuye la velocidad de la absorción de la glucosa.

   - **Obesidad:** las fibras brindan mayor sensación de saciedad.

3. **Mejora el funcionamiento intestinal**: Gracias a su alto contenido en fibras, el pan integral ayuda a regularizar el tránsito lento, previniendo la constipación o estreñimiento. Es por esto que se considera un alimento que favorece a la digestión.

4. Tiene las mismas calorías que el pan blanco, pero **aporta tres veces más fibras**: Mientas que 2 rodajas de pan blanco aportan 120 calorías y 1,3 gramos de fibras, la misma porción de pan integral contiene igual número de calorías y 3,5 gramos de fibras.

5. Todo **su poder nutritivo puede ser aprovechado por los niños** desde edades muy tempranas: Los especialistas recomiendan incorporar alimentos integrales en la dieta infantil a partir del séptimo mes de vida por sus propiedades esenciales para el crecimiento y desarrollo de los niños.

PAPA

Contiene potasio, azufre, fosforo, cloro, magnesio, sodio, calcio, hierro. Una fuente de vitaminas, proveyendo cerca del 40% de la dosis diaria recomendada para la vitamina C. también contiene vitaminas del complejo B.

Todo este importante contenido que alberga la papa lo llevamos a nuestro organismo si lo consumimos con la cascara y de preferencia cruda. Podemos tomar **un jugo al que agregaremos 2 varas de apio con las hojas y unas 6 o 7 hojas de lechuga, media papa cruda con todo y cascara,** este jugo poderoso ingerido durante largas temporadas para así **evitar la hiperacidez en el organismo.**

Así mismo podremos dar una variedad cambiando la lechuga o el apio por zanahoria, este jugo es muy recomendable para los que padecen **ulceras de cualquier tipo**, **reumatismo, gota, artritis y acidez,** pueden tomarlo jóvenes y adultos, pero no es recomendado para niños.

Muchas de las maneras en que podemos consumir las papas: Para contrarrestar **el acido úrico**, consiste en preparar una sopa de papas con cascara o hierba las papas con la cascara y consumirlas en la mañana y en la tarde una taza del agua de este cocimiento.

Las papas están indicadas para las personas que tienen sobrepeso, un plato de papas con jitomate solo tiene 200 calorías, las papas que no son recomendables son las fritas, pues de este modo ingerimos grasa en exceso recargando el trabajo del hígado, mucho menos recomendable las papas fritas industrializadas pues son muy dañinos.

El cocimiento de agua con papas endulzado con miel, es recomendable para combatir las **afecciones bronquiales y pulmonares**. Si cortamos las papas finamente en forma de ruedas obtendremos con ellas un **excelente cataplasma al aplicarlas en las partes inflamadas o doloridas**. Son recomendables para **combatir los abscesos, eliminar tumores, aliviar las quemaduras y el reumatismo**, se renovaran las ruedas de papas en cuanto hayan perdido su frescura.

Las gotas del jugo de papa son excelentes para **aliviar la irritación de los ojos y para limpiarlos** colocar una rodaja de papa en cada ojo a la que previamente habremos aplicado un poquito de miel.

Antes de ir a dormir, se debe consumir una comida ligera para que el cuerpo se relaje y se pueda conciliar el sueño. Sin embargo, quienes sufren **de insomnio** –dificultad para quedarse dormido- deben consumir productos como la miel, papa y hojas verdes, entre otros. **Una papa cocida es capaz de neutralizar los ácidos y facilitar la transformación del aminoácido triptófano en serotonina, una hormona que facilita el sueño y relaja nuestra mente (ansiedad, angustia, depresión estrés, esquizofrenia, fobias, manías, trastornos de la personalidad, etc.)**

El jugo de papa, zanahoria y apio, es un gran reconstituyente muscular, **tonifica el sistema nervioso y ayuda a controlar el azúcar muy eficaz para los diabéticos.**

Cuidado hay que eliminar los brotes que algunas tienen, una buena manera de comerlas es asadas, sin mantequilla pues resulta muy pesada para la digestión.

PAPAYA

- Baja en calorías y rica en nutrientes como vitamina C, criptoxantina, licopeno, fitoeno, hierro, magnesio y zinc.

- Contiene una enzima llamada papaína con propiedades analgésicas y digestivas.

- Actúa como un **laxante suave.**

- **Agiliza cicatrizaciones externas e internas (por ejemplo las úlceras gástricas) y ayuda a eliminar parásitos intestinales.**

- Facilita el bronceado gracias a que contiene gran cantidad de Retinina (facilita la acción de la Melanina).

Media Papaya cubre el 150% de nuestras necesidades diarias de Vitamina C (supera incluso a naranjas, limones y pomelos). Su coloración anaranjada nos avisa de que es rica en beta carotenos. La papaya está cargada de nutrientes, incluyendo vitamina A, vitamina C, complejo B, potasio, magnesio, fibra, ácido fólico y pequeñas cantidades de calcio y hierro.

PASITAS (UVAS PASAS)

Son fuente excelentes de potasio, calcio, hierro y de pro vitamina A (beta –caroteno) y niacina o B1, 2, 3, 5, 6, 7, 9. Vitamina E, K, C, fosforo, sodio, yodo, zinc, magnesio.

Las uvas pasas son ante todo una **gran fuente de energía**, ya que contienen altas dosis de hidratos de carbono. Por este motivo es muy recomendable su consumo en **deportistas** y personas que mantienen una alta actividad. Al estar secas el concentrado nutricional es mayor, ya que la uva ha perdido el agua y se han quedado los azúcares que son los causantes del característico sabor de las pasas y su alto contenido energético.

Junto a esto debemos destacar su alto contenido en **potasio**, necesario para mantener un perfecto funcionamiento del organismo, ya que nos ayuda a eliminar líquidos del cuerpo, pues es un **buen diurético**, y a **mantener nuestros tendones y articulaciones** a ralla, ya que evita la aparición de **calambres y el fosforo para la buena memoria.**

La fibra forma parte de las pasas, y es necesaria para mantener un perfecto transito intestinal, a la vez que nos ayuda a eliminar toxinas y sustancias de deshecho del organismo. También las pasas son una buena ayuda para **mejorar la circulación sanguínea y evitar la formación de coágulos** que nos pueden causar algún que otro contratiempo. Además, previene la aparición de placas en las paredes del corazón que poco a poco van minando su funcionamiento.

Las pasas, al igual que las uvas, son una buena fuente de **antioxidantes.** Esto se debe al alto contenido de bioflavonoides que nos vamos a encontrar en ellas, y que sirven de protección celular, evitando que se vean afectadas por el ataque de los radicales libres, y **logrando prolongar su juventud por más tiempo.** Estas sustancias hacen que las pasas sean una buena prevención para determinadas enfermedades **como el cáncer.**

Dentro de las pasas hay un fitonutriente con reconocidas propiedades germicidas, antibióticas y antioxidantes, por lo cual comer pasas combate las infecciones bacterianas y los ataques virales, ayudando a bajar la **fiebre.**

Cuidado de los ojos: Las **propiedades antioxidantes** de las pasas la convierten en excelente opción para el cuidado de los ojos pues los protegen de los daños causados por los radicales libres, como degeneración macular, pérdida de la visión por envejecimiento, cataratas, etc. Además, son fuente de vitamina A y beta carotenos, imprescindibles para una buena salud ocular.

A partir de ahora debemos tener en cuenta que las uvas se pueden comer de varias maneras, y no siempre tiene que ser frescas, pues disponemos de ellas todo el año en forma de pasas que nos aportarán salud y bienestar además de endulzarnos el paladar.

PEPINO

El pepino es muy beneficioso para **la piel, para las mascarillas y combatir las espinillas, la relajación de los ojos cansados, dos rodajas de pepino sobre los parpados, ayudan a reducir la hinchazón de los ojos y también alivia la conjuntivitis.**

El pepino es un alimento de fácil digestión cuando se usa al natural e inclusive se puede usar con la cáscara cuando está tierno. Se deber comer sin vinagre y de preferencia sin sal, pues son éstos los que hacen del pepino un alimento indigesto.

Se ha comprobado que el pepino usado al natural, no solamente es un alimento de fácil digestión sino también refrescante y recomendable para neutralizar la excesiva **acidez,** ya sea en caso de diabetes, gota, artritismo, etc. Aunque suele ser un alimento muy agradable en el verano por ser refrescante, es recomendable consumirlo en cualquier temporada ya que ayuda a **la circulación sanguínea y además tiene efectos purificadores de los intestinos.**

La mascarilla de pepino es excelente para dar **suavidad a la piel, quitar manchas y arrugas**. Se cuenta el caso de célebres bellezas, como la francesa Ninon de Lencios, que usaba el zumo de pepinos **para rejuvenecer su piel,** y nos enseña a preparar un aceite de pepino para esos mismos fines, de la siguiente manera: Se pelan y se cortan ¼ kilo de pepinos y se hace calentar (sin hervir) en 1 ½ litros de aceite de oliva y luego, después de enfriado, se pasa por un colador y está listo para ser usado.

Los pepinillos conservados en vinagre son malsanos y no deben ser usados para fines de belleza.

Propiedades saludables del pepino

Este fruto, considerado comúnmente como una hortaliza, tiene una concentración modesta de vitamina C. Cien gramos de pepino aportan aproximadamente un 10% de la ingesta diaria recomendada de 60mg/

día. La vitamina C participa en la supresión de nitrosamina, cuyo carácter cancinogénico ha sido demostrado. La vitamina C también puede dar protección contra **varios tipos de cáncer** e intensifica las funciones inmunológicas.

El pepino no contiene grasa y es bajo en calorías y colesterol. Entre las substancias inhibidoras del cáncer que se encuentran en el pepino están los fitoquímicos como los fitosteroles y terpenos. Algunos dietistas de los llamados de la vieja guardia, presentan al pepino como un alimento difícil de digerir, y esto en cierta forma es verdad, aunque en realidad es porque la gente no sabe prepararlo.

El pepino debería comerse completamente natural, solamente bien lavado y sin cáscara. La alternativa es ponerle limón o yogurt pero muy poca o casi nada de sal. Existe una enfermedad llamada **toxoplasmosis** que sólo puede curarse con pepino. Lo que recomiendan médicos de EEUU. Consiste en comer sólo pepino crudo por 40 días; lo cual produce una desintoxicación profunda del organismo.

El pepino es muy utilizado en la medicina, por sus cualidades emolientes, calmantes y refrescantes y sobretodo alcalinízate. El pepino es bueno en tiempos de calor, especialmente en verano, gracias a su enorme contenido de agua, buena para la sed y para la acción intestinal, refresca la sangre y tiene un efecto purificador sobre los intestinos. Son muy recomendables también, cuando hay una tendencia a la **necrosis,** y en todos aquellos casos en que es necesario neutralizar la excesiva acidez, como en la **diabetes, gota, obesidad, artritis**, etc.

Laxante: Por sus propiedades laxantes se aconseja en el **estreñimiento,** pero habrá que masticarlo. La ensalada de pepino con zumo de limón y aceite de oliva, antes de las comidas constituye un buen remedio contra **los dolores de estómago y las dispepsias**.

También el zumo es bueno para **las inflamaciones del tubo digestivo y de la vejiga**. Asimismo tiene gran importancia para las secreciones y magnifico en **los estados febriles,** asimismo **para la sangre, el cerebro y los nervios.** El zumo (jugo) de pepinos con miel de abejas, es excelente para curar las enfermedades **de la garganta, como la afonía, inflamaciones, angina,** etc., para la cual se tomará por cucharadas, según la gravedad del mal. Finalmente las semillas gozan de propiedades diuréticas.

Uso externo del pepino: La pulpa del pepino macerado en alcohol y luego destilada la "esencia de cohombro" que se emplea para preparar una pomada que se utiliza en las aplicaciones externas para dar frescura y suavidad de **la piel seca.** También esta pomada se puede preparar con solamente jugo, en cuyo caso obrará además como refrigerante. El jugo es excelente en las **erupciones cutáneas, inflamaciones**, etc., para ello se empleará en lociones o lavados.

Además es magnifico **para dar suavidad, quitar las manchas y pecas, hacer desaparecer lar arrugas rejueveneciendo la piel. Contra las enfermedades de la garganta** es benéfico aplicado en cataplasma de pulpa de pepino, varias veces al día. La emulsión de semilla se emplea contra las **hemorroides, salpullidos, abscesos y demás erupciones cutáneas**.

Es uno de los alimentos mas bajos en calorías, es recomendable para mantenerse en línea o sea **bajar de peso.**

1. Los pepinos contienen más de las vitaminas que necesitamos tomar las personas a diario. Un solo pepino contiene ya proporciones necesarias de muchas sustancias necesarias.

   Estas son: Vitamina B1, Vitamina B2, Vitamina B3, Vitamina B5, Vitamina B6, Acido Fólico, Vitamina C, Calcio, Hierro, Magnesio, Fósforo, Potasio y Zinc.

2. Si después de pasar el día trabajando o haciendo deporte te encuentras **muy cansado** y te apetece tomar algún refresco frío pensando que repondrás azúcares, deberías evitarlo y tomar unos trozos de pepino. Los pepinos son buena fuente de Vitamina B y además será más sano.

3. Seguro que cuando sales de la ducha, a menudo te encuentras con **el espejo del baño empañado.** Pues una solución para desempañarlo en vez de limpiarlo con la toalla es frotar una rodaja de pepino que además dejará una fragancia en el ambiente que creerás estar en un spa.

4. Si tienes jardín y has notado que últimamente hay muchos bichos y gusanos comiéndose las **plantas**, tenemos la solución. Corta unas rodajas de pepino y déjalas en un cuenco en el jardín y los bichos no se acercarán a él durante la temporada de mayor problema.

5. Es también un remedio para intentar **disminuir la celulitis**. Puedes frotar una rodaja de pepino en la zona con el problema durante minutos. Esto ayudará porque los foto químicos en el pepino causan que el colágeno de la piel se apriete, reafirmando la capa exterior y reduciendo la visibilidad de la celulitis.

6. ¿Quieres evitar la resaca o un **terrible dolor de cabeza?** Cómete unas rodajas de pepino antes de irte a la cama y te levantarás fresco. Los pepinos contienen el suficiente azúcar y vitamina B para reponer los nutrientes esenciales perdidos en el cuerpo.

7. Si has comido mucho en los últimos días y quieres relajarte comiendo poco y sano, el pepino se caracteriza **por saciarte el estómago** y muy sanamente.

8. Si quieres **limpiar de manera rápida tus zapatos** y además dejarlos con algo de brillo, frota un trozo de pepino fresco sobre el zapato, sus químicos le suministraran un brillo rápido.

9. Si tienes una **bisagra que chirria** y no tienes el aceite adecuado, puedes frotar un poco de pepino en la pieza y lo mejorará notablemente.

10. Si quieres relajarte en tu casa de una manera muy económica, puedes cortar un pepino entero y colocarlo en una cazuela con agua hervida. Los nutrientes del pepino reaccionarán con el agua hervida y el vapor que liberará creará **un calmante y relajante** aroma.

También hay una gran variedad de vegetales y frutas que contienen **el Omega 3:** Unos trocitos de piña, un tazón de fresas bien lavadas, de nueces o de almendras y un plato grande **de pepino** fresco con limón, son una deliciosa opción para la media mañana o para eliminar el hambre de la media tarde.

PEREJIL

Esta planta tiene como componentes varios aceites esenciales como el apiol y la miristicina, vitamina C, el glucócido apiina y almidón. Tales nutrientes permiten que el perejil sea utilizado como diurético, carminativo, expectorante, se cree que tiene propiedades afrodisíacas.

La hierba del perejil que normalmente se utiliza para cocinar, es una fuente realmente impresionante de vitamina C por lo que cualquier dolencia referida a falta de vitamina C puede ser prevenida o disminuida con consumirla.

Además, es muy útil para eliminar el exceso de agua en el cuerpo. Ahora, es importante saber que no basta con tomar o comer perejil, si no que se debe ir al médico para observar un tratamiento completo y averiguar las verdaderas causas del padecimiento.

De igual manera, el perejil **estimula el ciclo menstrual, tranquiliza la flatulencia, el dolor de estómago o cólicos.**

Perejil para un corazón sano

El perejil es una buena fuente del ácido fólico, una de las vitaminas más importantes B. Mientras que desempeña papeles numerosos en el cuerpo, uno de sus papeles más críticos en lo referente a **salud cardiovascular** es su participación necesaria en el proceso con el cual el cuerpo convierte la homocisteina en las moléculas benignas. La homocisteina es una molécula potencialmente peligrosa que, en los niveles, puede dañar directo los vasos sanguíneos, y los niveles de la homocisteina se asocian a un riesgo perceptiblemente creciente de ataque y de movimiento del corazón en gente con ateroesclerosis o enfermedad cardíaca diabética. El goce de los alimentos ricos en ácido fólico, como el perejil, es una idea especialmente buena para los individuos que desean prevenir estas enfermedades. El ácido fólico es también un alimento crítico para la división de célula apropiada y es por lo tanto vital importante para **la cáncer-prevención** en dos áreas del cuerpo que contengan rápido la división de los dos puntos de las células, y en las mujeres, la cerviz. **Protección contra artritis reumatoide.**

PERA

Por sus propiedades nutricionales, las frutas son nuestras aliadas a la hora de realizar una dieta para adelgazar. Es el caso de la pera, que gracias a sus **propiedades saciantes** te aporta muchos beneficios para **bajar de peso.** Beneficios de la pera para bajar de peso:

Una de las características más importante de la pera es la propiedad saciante. Posee esta virtud gracias a su gran contenido en fibras, entre ellas la **pectina** y de **agua**; lo que permite que esta fruta permanezca más tiempo en el estómago para ser digerida en forma adecuada. Su mayor contenido en fibra y vitaminas se encuentra en la cáscara.

CONTRAINDICADA PARA (no comerla en caso de): personas que sufren de gastritis aguda o de problemas intestinales (diverticulitis, colon irritable, diarrea aguda) Recuerda lavarla bien.

La pera es una excelente fruta **desintoxicante**, por su contenido en **fibra** y agua, estimula al intestino, aumentando la motilidad intestinal. Ayuda a disminuir la concentración de **colesterol y triglicéridos** en sangre, gracias a su **propiedad desintoxicante.** Es una fruta **diurética**, ya que estimula el trabajo del riñón, lo que ayuda también a bajar la tensión arterial.

Por su contenido en **vitaminas del complejo B** (riboflavina, tiamina, niacina, ácido fólico) protege el aparato cardiovascular, ayudando a evitar la ateroesclerosis, entre otras enfermedades. Por su contenido en yodo es una fruta ideal para agregar a una **dieta para hipotiroidismo.**

Así es como actúa la pera dentro de tu organismo, aportando **beneficios para bajar de peso** y mantenerte sano. Pruébala, incorpórala en tu dieta habitual, ya sea entera con o sin cáscara, cocida en puré o al horno (ideal para aquellas personas que sufren de **gastritis o problemas intestinales)**, en zumo solo o en combinación con otras frutas como la naranja, noni, etc.

Sería una buena comparación decir que las frutas en general y la pera en particular, son el envase ideal, que contiene las **vitaminas** y **minerales** necesarios, para adelgazar en forma saludable.

PIMIENTO MORRON

El pimiento morrón es un vegetal ideal **para bajar de peso,** teniendo como principal característica que es antioxidante, diurético y depurativo.

Además, de ser muy abundante en nutrientes como la vitamina C, que ayuda a mantener en forma los vasos sanguíneos, **cicatriza las heridas y refuerza el sistema inmunológico.**

Este vegetal se halla disponible durante las cuatro estaciones del año. Con su consumo cotidiano mejora el funcionamiento de los intestinos, es un excelente regulador de **la presión arterial, previniendo el envejecimiento prematuro de las células**, ayudando a asimilar el hierro por su contenido de vitamina C y mejorando la respuesta inmunológica del organismo.

Además, es un **excelente protector de la vista, los huesos y los dientes** por proporcionar abundante calcio y fósforo. En este sentido es ideal el consumo para **las embarazadas** porque el ácido fólico, colabora en el desarrollo neural del bebé, sobre todo en las primeras etapas de gestación. *Ayuda a Bajar de Peso:* posee una alta concentración de micronutrientes y fibra que **producen sensación de saciedad.** Es un alimento que evita los bajos niveles de antioxidantes, que constituyen un factor de riesgo para ciertos tipos de cáncer y enfermedades degenerativas.

Alimento ideal para las embarazadas y los chicos: La deficiencia de folatos que son sustancias derivadas del ácido fólico, pueden provocar enfermedades como la anencefalia, es por eso que es un alimento ideal para incluirlo en la dieta de las embarazadas, como así también para los chicos en edad de crecimiento.

¿Cómo consumir este alimento? A muchas personas les sucede que este tipo de vegetales no pueden digerirlos bien. Lo más importante es pelar la piel del morrón.

Se coloca el vegetal en una plancha. A medida que se va quemando la piel, se gira el morrón con un tenedor. Una vez que se ha dado la vuelta, se retira del fuego, se lo sumerge en agua y luego podrá pelar la piel.

También es aconsejable retirar las semillas y membranas del morrón, ya que pueden presentar un sabor amargo y de difícil digestión.

¿Cómo conservarlo?: Es preferible guardar el vegetal en una bolsa de plástico perforada. De esta manera se conservan hasta quince días. En el caso de ser cocidos, se puede asarlos, pelarlos y luego congelarlo.

PIÑA

Es excelente para combatir los problemas **digestivos, fiebres y afecciones de garganta**. Se considera un alimento digestivo debido a que contiene Bromelina una enzima utilizada como ablandador de carne. Contiene acido malico y cítrico, asi como yodo, potasio, cobre, magnesio y azúcar de fruta (fructuosa) Tiene un alto contenido de agua y fibra, pero pocas calorías. Esta fruta se puede consumir fresca, deshidratada, jugos, dulces, helados. Tiene propiedades **antibióticas y antiinflamatorias,** además se ha comprobado que ayuda a prevenir la **arterioesclerosis.** Contiene dos enzimas digestivas (la bromelia y la papaína) que permite digerir mejor las proteínas, además contiene una gran cantidad de vitamina A.

La piña es rica en vitaminas c, b1, b6, ácido fólico y minerales como el potasio. Principalmente se le conoce por ser una fruta diurética que contribuye a la eliminación de toxinas por medio de la orina y que **previene el estreñimiento** porque contiene gran cantidad de fibra.

La Piña tiene un elevado porcentaje de agua y es baja en calorías. La piña contiene una enzima llamada bromelina que actúa como sustitutivo de los jugos gástricos, mejora la digestión y **destruye los parásitos intestinales.**

Las piñas son un miembro de la familia del Bromeliacea y se componen de muchas flores cuyos fruitlets estén fundidos alrededor de una base. Cada fruitlet tiene un ojo que es la parte espinosa en la superficie de la piña. Una de las enzimas más importantes de las piñas es bromelaína y lleva a cabo un papel muy importante para la buena salud. La Piña fresca está llena de estos compuestos con azufre.

Bromelaña y piñas: Se ha encontrado que la bromelaína es un **agente antiinflamatorio útil, eficaz en la reducción de la hinchazón** y le ayuda al tratamiento de condiciones tales **como sinusitis aguda, garganta dolorida, artritis y gota.**

La piña es abundante en antioxidantes: Fuente muy buena de vitamina C, la piña ofrece a su cuerpo una protección excelente contra los libre-radicales, las sustancias que atacan las células sanas. Una acumulación de libre-radicales puede llevar a **la ateroesclerosis, un aumento en ataques de asma y un riesgo creciente de desarrollar ciertos cánceres, tales como cáncer de colon.** Los Libre-radicales también se han demostrado para acentuar los problemas asociados a **osteoartritis y a artritis reumatoide.**

La vitamina C, el antioxidante soluble en agua más importante de su cuerpo se ha probado lucha interna inestimable contra y ayuda del tratamiento para estas condiciones. Es también un combatiente excelente del frío y de **la gripe** debido a su importancia al funcionamiento apropiado del sistema inmune.

Manganeso: La piña es también una fuente excelente de manganeso, un mineral esencial en algunas de las enzimas necesarias en el cuerpo para la producción **energética.** También tiene cantidades muy buenas de tiamina (vitamina B1).

Degeneración macular: La piña y la otra fruta se ha demostrado para ser importantes en mantener la **buena salud del ojo**, ayudando a proteger contra problemas relativos a la edad del ojo.

Vástagos de la piña: Hay incluso algunas moléculas beneficiosas ocultadas en los vástagos de piñas. Estas moléculas pueden actuar como defensa contra ciertos tipos de cáncer. Los tipos de cáncer beneficiados por estas moléculas **son cáncer ovárico, del pecho, del pulmón y de piel.**

Frutos Cítricos: Además de vitamina C, los cítricos (naranja, mandarina, piña, limón y toronja) poseen otros compuestos fitoquímicos **con propiedades anticáncer.** Recientemente se ha demostrado que los niños que consumen regularmente zumo de naranja en los primeros dos años de vida, **tienen un riesgo muy bajo de desarrollar leucemia.**

PLATANO

Los plátanos son uno de los complementos más completos para aquellas personas que desarrollan una gran actividad física. **Los deportistas** los aprecian mucho ya que su aporte de calcio y magnesio les ayudan a evitar las temidas rampas (**calambres**) y las agujetas.

Su perfecta combinación de energía, minerales y vitaminas los convierten en el alimento ideal, incluso si estamos siguiendo alguna dieta. Cuando los plátanos están en su punto de maduración son un alimento que se digiere muy fácilmente y son muy ricos en fibra.

Diferencias entre plátanos y bananas: Las bananas son una variedad (hay muchísimas) de plátanos. En general podríamos decir que los plátanos son más pequeños y más dulzones. Son ideales para postres y papillas. Las bananas son de carne más dura y se suelen utilizar más para cocinar (fritas son la forma más popular de comerlas).

Los plátanos y las dietas: Se cree, erróneamente, que si seguimos una dieta de adelgazamiento debemos desterrar el plátano de nuestra alimentación debido a su aporte de calorías, pero si lo comparamos, por ejemplo, con una manzana descubriremos que nos aporta menos calorías el plátano que la manzana.

Los plátanos no contienen grasa y **sí muchos minerales y vitaminas:** El fósforo, el zinc, y el calcio también son considerables, proveen gran aporte de vitamina A, vitamina C y ácido fólico. *Fibra:* contiene fibra soluble.

Todos conocemos que el consumo de plátanos o bananas **ofrece un rápido aporte de energía a nuestro organismo** pero esta es solo uno de los muchos beneficios que podemos obtener del consumo habitual de plátanos. A continuación te ofrecemos algunas de sus múltiples propiedades relacionadas con la salud:

Si **estamos deprimidos** el consumo de plátanos es un buen remedio pues contiene triptófano. El triptófano se transforma en serotonina, una hormona que facilita **el sueno y relaja nuestra mente (ansiedad,**

angustia, depresión estrés, esquizofrenia, fobias, manías, trastornos de la personalidad, etc.)

- Los plátanos o bananas son una de las frutas **más nutritivas**.

- Tienen propiedades astringentes, por lo que nos ayudan **a combatir la diarrea**.

- Los plátanos son muy ricos en fibra por lo que **regulan el transito intestinal**.

- Si sufrimos de **insomnio** comer un plátano, antes de acostarnos, **nos ayudará a dormir mejor.**

- Por su alto contenido en potasio su consumo esta muy recomendado en caso de sufrir **hipertensión.**

- Los plátanos o bananas ejercen una acción muy beneficiosa sobre el sistema digestivo. Son muy recomendables en caso de **úlcera, acidez y náuseas.**

- Tomados antes de hacer ejercicio previenen la aparición de **calambres.**

- Ayudan a reducir los niveles de colesterol.

- El consumo de plátanos ayuda a mejorar **el reuma, la artritis y la gota.**

- **Evitan la caída del cabello.**

- Los plátanos estimulan la producción de hemoglobina por lo que su consumo es muy conveniente en casos de **anemia.**

- Alivian los **dolores premenstruales** por su aporte de potasio y magnesio.

Frotar la parte interior de la cáscara del plátano sobre las picaduras de mosquitos, calma el malestar que estas provocan.

Los plátanos también son un buen producto para nuestra **piel.** La cáscara del plátano sirve para quitar verrugas y para los hongos. Durante 15 días se coloca la cáscara madura del plátano, se puede raspar por la parte de adentro sobre la piel afectada, se adhiere con una cinta o curita y se deja toda la noche, se cambia periódicamente hasta que desaparezca **la verruga,** también se aplica para combatir **hongos de la piel debajo de las uñas de las manos y pies.**

Excelente para la sanación de enfermedades severas como **leucemia, tumores y trastornos renales, revitaliza células atrofiadas, ayuda a eliminar el colesterol y cura úlceras estomacales.**

Inteligencia—200 estudiantes de *Twickenham* (Middlesex – England) tomaron plátanos durante la época de exámenes en el desayuno, en la merienda y en la comida para ver si mejoraban sus resultados. El resultado fue que **un 82% de los alumnos mejoraron sus notas.**

QUINOA

La quínoa no es propiamente un cereal, es un pseudocereal con alto contenido en almidón. Al no ser un cereal es apto para celiacos, y su proteína es más equilibrada que la de los cereales al no ser deficiente en el aminoácido lisina.

La **quínoa** presenta en su composición química por cada 100 grs: Calorías: 350 Proteínas: 12 grs, dentro de las cuales podemos mencionar aminoácidos como: valina, leucina, tirosina, metionina, isoleucina, fenilalanina, etc. Vitaminas: Vitamina A, vitamina E, tiamina, riboflavina, vitamina C. Minerales: Zinc, hierro, manganeso, potasio, calcio, etc. Esta amplia variedad de macro y micro nutrientes le otorgan a la **quínoa, beneficios para perder peso.**

Si necesitas recurrir a una dieta baja en calorías puedes incorporar una porción de **quínoa** a tu menú diario y de esa forma, lograrás perder peso sin perder energía.

Ventajas de la bebida o leche de quínoa

De fácil digestión y muy nutritiva ya que comparándola con otros cereales (arroz, trigo, cebada, avena, etc.) es más rica en magnesio, fósforo, potasio, hierro, fibra y vitamina E.

La quínoa contiene también esteroles vegetales que ayudan a disminuir el nivel **de colesterol** en sangre. La quínoa es un alimento de gran interés nutricional por su extraordinario contenido **en proteína de alto valor biológico, pues proporciona todos los aminoácidos esenciales**.

La Organización Mundial de la Salud OMS considera la proteína de la quínoa tan completa nutricionalmente como la de leche. Esta riqueza proteínica de la quínoa se debe a su alto contenido en germen, un 30% del peso total del grano (en la mayoría de los cereales este germen no sobrepasa el 1% de su peso).

Su alto contenido proteico la convierte en un excelente sustituto de la leche y al consumo de carnes rojas. La quínoa es recomendada en la dieta celíaca ya que no contiene gluten, por este motivo puede ser uno de los primeros cereales a incluir en la dieta de los niños pequeños.

1. La quínoa posee un alto contenido en fibra que la convierte en un alimento ideal para **eliminar toxinas y residuos**.

2. **Produce sensación de saciedad**, al absorber agua y permanecer más tiempo en el estómago, de esta forma logras plenitud con poco volumen de cereal.

Los antiguos Incas la llamaron "Grano Madre" y la veneraron como planta sagrada.

Es buena para el **cerebro**, para la **piel**, para el control de **peso**, para combatir la **anemia**... ¡hasta fue incluida en la dieta de los astronautas!

RABANOS

Los rábanos son una de esas hortalizas que a pesar de su contenido en hidratos de carbono, siguen siendo bajas en calorías y ofreciendo un gran aporte de agua. Por otra parte, se destaca su buena cantidad de fibras, elemento ideal para el sistema digestivo y también para sentir **sensación de saciedad.** El rábano es considerado sagrado en algunas culturas por sus muchos beneficios. En medicina natural se le considera un alimento alcalino que ayuda a balancear la acides del cuerpo.

Vitaminas y minerales en el rábano: Vitamina C, B1, B2, B6, A, E, Grasa, Proteína Magnesio, Hierro, Carbohidratos, Fibra, Agua, Niacina, Fósforo, Calorías, Calcio, Sodio, Potasio y Zinc.

Ayuda a **eliminar líquidos retenidos. Ayuda a eliminar las toxinas y desechos que se acumulan en el día,** a expulsar **piedras de la vesícula,** a disminuir **las infecciones en la laringe y faringe por sus compuestos de acción antiviral y expectorantes. Protege el hígado.** Es sedativo por lo que **ayuda a dormir mejor.** Ayuda al proceso de digestión especialmente cuando se consumen muchas grasas. Ayuda a incrementar los glóbulos blancos y rojos en la sangre. Tiene pocas calorías por lo que se le puede comer en abundancia en las dietas para adelgazar. El volumen de una taza de rábanos solo tiene 19 calorías.

Recetas de salud con rábanos: Para tratar enfermedades como la ulcera y que sirva como calmante se toma agua o jugo de rábano. Para eliminar las piedras que se acumulan en la vesícula se toman dos tazas diarias de rábano.

El rábano diluye la sangre por lo que las personas que toman medicamentos para esta función deben preguntarle al medico.

El calcio es uno de los que más está presente en los rábanos, aunque, las fuentes de calcio de origen vegetal, no suelen ser tan buenas como las animales. También los rábanos poseen potasio, ideal para el **sistema nervioso central**, yodo y magnesio en buenas proporciones, al igual que azufre, muy buen antioxidante.

Su contenido calórico es bajo, por lo que no produce efectos de sobrepeso, por el contrario ayuda a la digestión gracias a que aumenta la flora intestinal, esto hace trabajar más y mejor a los intestinos, y a su vez evita el **estreñimiento.** Tener una buena digestión y mantener una alimentación balanceada nos llevará a obtener un peso adecuado; en este sentido el rábano también le ayudará a **mantenerse bien**.

Rábano como diurético Si licuamos el rábano y lo ingerimos, este trabaja en función de producir un efecto diurético en el organismo, esto se debe a su alto contenido en fibra y potasio.

Otras propiedades Esta planta también ayuda en tratamientos de **tos, fiebre y diarrea; actúa en la prevención de cálculos renales y biliares, elimina el mal olor de axilas y pies, sana quemaduras leves y se presume que previene el cáncer abdominal.**

Mantenga una buena alimentación e incluya en su dieta este tipo de alimentos que generan excelentes resultados. Para algunos de los usos mencionados, del rábano rojo, le damos las siguientes recomendaciones:

Recomendación para digerir alimentos Si va a ingerir comidas pesadas, no olvide una ración de rábano crudo.

Recomendación para controlar mal olor de pies y axilas Extraiga el jugo de una docena de rábanos rojos, vierta en un atomizador y agréguele un cuarto de cucharada de glicerina como conservador. Rocíe sobre los pies y axilas, notará que hasta el mal olor desaparece de inmediato.

Recomendación para quemaduras leves Extraiga el jugo de los rábanos y bañe con él las partes afectadas o puede poner rábano triturado.

• Promueve la solvencia de mucosidad **o flema.** El jugo de rábano renueva las membranas mucosas del organismo. Posee 75% de agua y una cantidad imponente de potasio y azufre. El alto contenido de aceites de mostaza en la raíz del rábano picante produce un penetrante efecto de éter que suscita la solvencia de la mucosidad o flema en el sistema, especialmente en los senos. Para **disolver la excesiva mucosidad en todo el cuerpo,** se puede tomar media cucharadita de la raíz triturada del rábano picante dos veces al día, entre comidas, sin peligro de diario a la membrana mucosa. Si gusta le puede agregar el jugo de dos limones, pero jamás se debe añadir vinagre, ya que es muy dañino para las membranas delicadas del sistema digestivo (del mismo modo acuérdese de esto cuando prepare sus ensaladas). **No se deben utilizar cantidades mayores a media cucharadita de esta combinación a la vez, porque, aunque tiende a estimular el apetito y ayuda a secretar los jugos digestivos, irrita los riñones y la vesícula biliar si se toma en exceso.**

- Al comer el rábano picante habitualmente los ojos lloran mucho; esta es una reacción que indica la presencia de excesiva mucosidad. Conviene comerlo durante unas semanas o unos meses, hasta que no se encuentre ninguna reacción. Esto revelará que la mucosidad se ha disuelto por completo.

- **Aparte del jugo de limón, no se debe agregar nada al rábano picante, y tampoco se puede beber nada segundos después de haberlo consumido.** El jugo del rábano se extrae de hojas y raíces.

- **Este jugo no se debe tomar solo, porque provoca una fuerte reacción en el sistema. Por el contrario, agregándole en proporciones pequeñas al jugo de zanahoria**, da como resultado una combinación magnifica para restaurar la tonalidad de las membranas mucosas del cuerpo.

- El rábano también contiene enzimas valiosas que ayudan a la secreción de jugos digestivos, y su acción diurética hace que sea un limpiador importante de **los riñones y la vesícula biliar.**

REPOLLO

Las propiedades depurativas del repollo, hacen de esta hortaliza un vegetal ideal para realizar una **dieta para adelgazar**. Gracias a los beneficios del repollo para bajar de peso podrás perder kilos en forma sana y efectiva, además de favorecer tu salud en general por su contenido en vitaminas y minerales. Las propiedades depurativas del repollo surgen de su composición química. En términos generales el repollo posee un alto contenido en **vitaminas** y **minerales**, así como también de fibra **y** agua. Estos dos últimos componentes son la base de las propiedades depurativas del repollo. Posee minerales: potasio, calcio, magnesio. Vitaminas: provitamina A, vitamina C, E, Niacina.

Propiedades nutritivas del repollo: una muy buena de fibra, folato, vitamina B6 y ácidos grasos omega-3. También lo es de vitamina B1, B2, calcio, vitamina A y proteína.

Beneficios del omega 3. Éstas son las dolencias de salud que se mejoran o que se pueden prevenir: Estabilizan el **metabolismo, Acné,** Alto nivel **de triglicéridos, Angina** inestable, **Artritis, Artritis reumatoide, articulaciones, Asma, Ataques al corazón, Aterosclerosis, Autismo, Cáncer cervical, de mama, de próstata, Cáncer e hígado** graso, Todos **los cánceres,** Malas Metástasis de cáncer, Coágulos de sangre-anti trombótico, **Colesterol HDL** bajo, mejor control de **inflamación,** Degeneración Macular-Daño a la retina-Ceguera, **Mala visión, Diabetes tipo 2,** Disfunción **Endotelial,** Enfermedad de **Alzheimer, Envejecimiento** acelerado, **Gota, Hipertensión,** Inflamación general-indicador importante de envejecimiento, **Lupus,** Mala **memoria,** Muerte repentina- **arritmia, Nacimientos prematuros, Osteoporosis, Quemadura del sol-cáncer de piel,** Repetición de **ataques del corazón, Resfriados, gripas,** Restenosis de angioplastia y de cirugía abierta **del corazón, Síndrome del ojo seco, Soriasis,** Subdesarrollo **cerebral del neonato, Tensión arterial alta,** Uñas, pelo y piel malas, Desorden **bipolar,** Cociente de **inteligencia bajo** en niños, **Demencia, Depresión, Depresión postpartum,** Mal **genio del niño, Mala concentración, Declinación mental, Agresión, comportamiento antisocial, El desorden de déficit de atención-ADD y ADHD.**

Para evitar el olor penetrante de su preparación, causado por la liberación de azufre durante la cocción, se recomienda comerlo crudo o cocínelo rápido.

El repollo fermentado (por ejemplo, chucrut y kimchí) retiene la mayoría de glucosinolatos y añade bacterias saludables, llamadas probióticos, a su dieta, que hacen que el repollo sea más digerible. Una taza de repollo en tiras y cocinado sólo tiene 33 calorías.

El repollo resulta un buen aliado a la hora de reducir el riesgo de desarrollar **cáncer**. El repollo rojo protege contra el **estrés** oxidativo en el cerebro, disminuye la acumulación de placa y aminora el riesgo de contraer **Alzheimer.**

Además, un estudio chino encontró que las mujeres que comían más verduras crucíferas, como el repollo, corrían la mitad del riesgo de tener cáncer de seno, que las que consumían menos o nada.

Otros alimentos ricos en omega 3 son las **espinacas**, el **repollo**, las **nueces, las avellanas** y el **germen de trigo.**

Por su contenido en magnesio, fibra **y** agua es un alimento que ayuda al buen funcionamiento del intestino, **mejorando notablemente la motilidad intestinal.** De la acción de estos elementos es que surgen las propiedades depurativas del repollo.

Su contenido en vitamina C, E y de antocianinas, en las coles moradas, hace de este vegetal un alimento antioxidante; permitiendo **el buen funcionamiento celular.**

Además de estos beneficios del repollo para bajar de peso, es necesario aclararte que tienes otras propiedades como:

- Ayuda al buen funcionamiento del **sistema inmunológico.**

- Mejora **la visión**, el estado de la **piel**, el **cabello**, los **huesos**, etc., a partir de su contenido en **vitamina A.**

- Ayuda a la formación de **glóbulos rojos** y **blancos.**

Verduras crucíferas: Este grupo esta constituido por el brócoli, coliflor, col blanca y roja. Contienen selenio, vitamina C y glucosilonatos que cuando se hidrolizan en el colon por la flora microbiana producen propiedades quimiopreventivas que se asocian con la inhibición de carcinógenos. El contenido de glucosinolatos en la coliflor (237 mg/100 g) es cuatro veces superior que el contenido en el brócoli (62 mg/100 g), coles blancas o rojas (65 mg/g). También existen evidencias de que las posee un importante papel en la protección contra el **cáncer de mama, vejiga, colon, próstata,**

páncreas y testículo. Actúan frenando el **crecimiento tumoral** y produciendo apoptosis (suicidio inducido de las células cancerosas). Si se hierven en abundante agua, se pierde el 56% de los glucosilonatos en los primeros 2 minutos, mientras que si se hierven entre 8 y 12 minutos el contenido de glucosilonatos cae un 70%. En cambio si se cocinan al vapor, a baja potencia o fritos no se altera el contenido de glucosilonatos.

PRECAUCION: Para aquellas personas que sufran de úlceras o **gastritis aguda,** colon irritable, **diverticulitis.** Para ellas la recomendación es consumirlo en progresión: En sopas o caldos. Cocido, mezclado con purés.

SABILA ALOE VERA

Quién no ha escuchado hablar de la planta de aloe vera o sábila? Sus propiedades para adelgazar, son muy bien conocidas. Los múltiples beneficios de la sábila, han convertido a esta planta medicinal en una de las alternativas naturales más populares, para entre otras cosas, bajar de peso. Es un laxante natural: gracias a uno de sus componentes, los glúcidos de antraquinona glucosa, que actúan aumentando y estimulando la motilidad intestinal.

Ayuda a mejorar la **metabolización de las grasas,** evitando así, que se depositen en el organismo y favoreciendo su eliminación. Disminuye **el colesterol y los triglicéridos** en sangre.

La sábila es un **increíble antitóxico y antimicrobiano. Es astringente, analgésico y anticoagulante. Es un vigoroso estimulante del crecimiento celular.** La tintura o el zumo diluidos en agua a partes iguales, usadas varias veces en forma de gárgaras de 3 a 4 minutos, actúa eficazmente contra los **dolores dentales y de las encías, neuralgias, aftas, laringitis, disfonía amigdalitis, anginas, placas y cualquier afección bucal o faríngea.**

Cura **las heridas necrosantes, como las quemaduras, regenerando los tejidos y cicatrizándolos, restaurando a su vez la sensibilidad del área afectada.**

Alivia el **dolor de los golpes, esguinces, luxaciones, dolores musculares, artríticos y reumáticos, los pies cansados, cura las heridas cortantes, el herpes, la culebrilla, la tiña** y las infecciones producidas por estafilococos y otras infecciones bacterianas internas como la **gastroenteritis, colitis, enterocolitis, vaginitis, cervicitis, escorbuto, cólera, disentería, blenorragias, sífilis y otras enfermedades venéreas.**

Cura las pequeñas heridas de las enfermedades eruptivas de los niños como **el sarampión, la varicela, la escarlatina, etc.** Ya que sus propiedades antiinflamatorias **reducen la picazón** y evita que los chicos se rasquen las ampollas. Con el aloe vera pueden **tratarse las verrugas, los sabañones, el eczema, la psoriasis, la dermatitis seborraica, la erisipela, el pie de atleta, los callos y la "picazón de jockey"**, que es una infección por hongos en la parte interna superior de los muslos, las **picaduras de insectos, arañas, escorpiones, serpientes, medusas y las plantas venenosas. Cicatriza la herida del ombligo del bebé y la circuncisión. Quita el dolor del crecimiento de los dientes.**

Reduce los efectos de **las alergias, indigestión, acidez estomacal, gastritis, úlceras duodenales y estomacales, úlceras oculares, hemorroides, afecciones del aparto digestivo, descongestionando el estómago, el intestino delgado, el hígado, los riñones y el páncreas.**

Es un gran antiviral debido al polisacárido glucomannan. Sirve contra **la gripe, la hepatitis, le neumonía vírica y la meningitis vírica.** Contiene sustancias derivadas del polimannactato, que **refuerzan el sistema inmunológico y el caso del SIDA evita que el virus se extienda por el organismo**, ayudando a los enfermos a recuperar la vitalidad y los niveles energéticos normales.

Equilibra la **tensión arterial y evita las disritmias cardiacas** disminuyendo el riesgo de infarto. Es bueno contra la **gota, las jaquecas y migrañas, la halitosis, el insomnio, en las dietas de adelgazamiento** proporciona vitaminas y minerales sin aportar calorías ni azúcares **y regula las menstruaciones. Elimina los parásitos intestinales. Tonifica el organismo y abre el apetito. Mitiga la osteoporosis y es antidiabético.**

Calma el dolor de **las várices** y las mejora. Elimina totalmente el **cáncer de piel** aplicando jugo de aloe de dos a cuatro veces al día todo el tiempo que sea necesario, siendo imprescindible ser constante. **Las cándidas, tricomas** y demás infecciones o **irritaciones vaginales** desaparecen con aloe. Unas gotas de jugo de la pulpa en los **oídos doloridos** calma inmediatamente el padecimiento. Cuando los **ojos están cansados o enrojecidos**, se relajan de inmediato con unas gotas de aloe, además mejora **las cataratas y otras enfermedades de los ojos.**

Sirve para regularizar las funciones digestiva, **respiratoria** y para depuración general. Si se busca efecto purgativo, por ejemplo en casos de **estreñimiento**, es conveniente licuar el ponche incluyendo la cáscara y no solo los cristales.

Variante del ponche de sábila

–(5) cm de sábila (la parte más gruesa de su hoja)

–Jugo de un limón maduro

–(5) pepitas pimienta negra ó un pedacito pequeño de jengibre

–Endulzar con miel

–Añadir 1/2 dedo de agua

Licuar todo crudo y tomar en ayunas, después de media hora desayunar. Esto sirve **para limpiar los intestinos, estómago, para desintoxicar el hígado, mal de Parkinson, problemas de colon, cáncer, radiaciones electromagnéticas, limpia la sangre, combate la anemia, etc.**

La preparación es sencilla:

- Si es para una mascarilla en cualquier parte del cuerpo o el cabello, coloque los cristales de Sábila en la licuadora con los demás ingredientes (en caso de una mezcla) o sólo según el caso y se licúa por unos minutos, se deja reposar tapado en la misma licuadora. Para que baje un poco la espuma, y se procede a la respectiva aplicación.

- En caso **de lumbagos, dolores artríticos, calambres, gota, reumatismo, contusiones**, etc. después de lavar muy bien la penca se pone a soasar sobre una parrilla, estufa o un horno convencional (no microondas), luego le retira los bordes con las espinas, lo abre en dos tajadas a lo largo, y se coloca en la parte adolorida de una forma que los cristales hagan contacto con la piel durante un rato.

- Para aliviar o prevenir las **picaduras de mosquitos u otros insectos**. Se hace masaje directamente con los cristales de Sábila en las áreas descubiertas o que puedan ser asediadas por los mosquitos.

- En caso de **acné, forúnculos, pústulas, hongos, quemaduras**, etc. se aplica haciendo masaje con los cristales de Sábila directamente o licuado, ya sea sólo o con mezcla de otros compuestos de acuerdo con el caso.

- Para **aplicación en la boca**, puede colocar dentro de ella un trozo de cristales de Sábila e irlo chupando y moviéndolo como si fuera un dulce.

- Para **aplicación vaginal,** se toma una toalla higiénica (no protector íntimo diario) y se impregna lo mejor posible con gel o licuado de cristales de Sábila por la parte que hace contacto con la piel, y se coloca un buen rato durante el día. Para las mujeres que les irrita la piel el uso de toallas higiénicas, les recomiendo hacer aplicación de cristales de Sábila, en el área de piel irritable antes de colocarse la toalla.

- **En los oídos** se puede colocar un o dos gotas del gel de Sábila en el oído afectado. En el momento de la aplicación, experimentará un dolor intenso pero fugaz.

- Para **aplicación en los ojos**, se coloca cristales de Sábila sobre los ojos, estando acostado experimentando un poco de dolor en el momento en que este haga contacto con la conjuntiva.

Para uso oral (tomado) para beneficio interno, hay variedad de procedimientos, así:

Mezclado en jugos de frutas dulces (nunca ácidas) a razón de una cucharada de cristales de Sábila por vaso. Se pueden consumir los cristales de Sábila solos, y es la mejor manera, desde que usted saque los cristales correctamente y los consuma frescos no sabe a nada. También los trozos de cristales de Sábila pasados por miel de abejas. Haciendo mezcla en la licuadora cuando se trata de varios compuestos. Todos estos preparados deben consumirse rápidamente.

Para uso rectal. Con los cristales de Sábila se hacen supositorios, usted mismo(a) es muy fácil; después de obtenido el filete de cristales de Sábila los fracciona en trozos de 10 cm. de largo. Luego cada trozo lo recorta en tiritas, como si fueran papas a la francesa. En un frasco de vidrio color ámbar (café oscuro) de boca ancha, los acomoda de una forma que permanezcan derechitos, lo guarda en el congelador y en 24 horas estarán listos. Se aplica dos supositorios, cada noche antes de acostarse; para hemorroides interna o externa, fisuras anales, inflamaciones de la ampolleta rectal, inflamaciones del colón, etc.

OBSERVACION. Si usted nunca ha consumido cristales de Sábila le recomiendo que inicie con muy pocas cantidades, y vaya aumentando poco a poco, hasta la cantidad que usted desee consumir por día.

Las contraindicaciones, que puede tener esta planta.

- La sábila puede causar reacciones alérgicas en aquellas personas sensibles a alimentos tales como: cebolla, ajo, etc.

- La utilización de sábila como laxante puede traer aparejado diarreas, por lo tanto, es necesario tomar mucho líquido y consumir alimentos tales como plátano o tomate, ricos en potasio. No pueden consumirlas las mujeres embarazadas, ni las que están el período de lactancia.

- Si tomas algún tipo de diurético para tratar la hipertensión, ten precaución por la pérdida de potasio, ya que la sábila puede potenciar esta pérdida.

Sin bien estos efectos adversos no son muy comunes es importante que los tengas en cuenta. Como podrás observar las propiedades de la planta de sábila para adelgazar son muchas. Aprovecha lo que la naturaleza te brinda y pierde peso en forma natural.

Recuerda que es muy importante que consultes a tu médico sobre esta u otras cuestiones, ante cualquier duda, cuando se trata de tu salud.

SALVADO DE TRIGO

El salvado de trigo contiene una gran cantidad de elementos basificantes y bioquímicos. Uno de los mejores caldos para toda clase de avitaminosis es el constituido por su agua de cocción; esta misma agua se puede añadir a la leche de los lactantes, cuando haya necesidad de rebajarla o aumentarla en elementos bioquímicos, dado que es absolutamente compatible con la leche. Con esta agua se puede hacer todo tipo de sopas, pues el salvado es muy rico en basificantes. Se recomienda esta agua como caldo para purés y sopas para los niños.

En el salvado, quienes van muy **estreñidos** encuentran su mas valiosa medicina, ya sea usándolo en forma de sopas o en los guisos de arroz, o bebiendo una cucharada de agua o caldo en un vasito al final de la comida. El caldo de salvado actúa en contra **de toda clase de fiebres y de toda clase de infecciones intestinales y estomacales.** Del mismo modo resulta eficaz en los **trastornos del hígado.**

En cuanto a las alteraciones renales, si se le añade a este caldo cebolla a cocer, es un remedio muy recomendable para todo tipo de **nefritis.**

El organismo sabe aprovechar bien las sales y bases y demás bioquímicos que el salvado contiene, y que lo hacen un alimento higiénico y remineralizador.

SANDIA

Son oblongas y grandes, pesan hasta 30 libras (13 kg). Aporta beneficios en la piel porque contiene vitamina C y betacatorenos que tienen alto poder antioxidante. Es muy apropiada para ayudar a la prevención de ciertos tipos de **cáncer y enfermedades renales.**

De ella se puede aprovechar todo: con las semillas se puede preparar un te que actúa como laxante, y con la cascara se puede hacer un puré, que **aplicando como cataplasma, es bueno para la zona del hígado.**

SEMILLAS DE CALABAZA

Las pipas o semillas de calabaza nos ayudarán a eliminar las **lombrices.** Para ello tomaremos una cucharada de pipas o semillas de calabaza en ayunas hasta que estos molestos parásitos desaparezcan.

Consumiendo pipas o semillas de calabaza conseguiremos que la **artritis** o los dolores causados por el **reuma** mejoren, ya que las pipas de calabaza contienen ácido salicílico.

Si las comemos con regularidad podemos conseguir que baje nuestro nivel **de colesterol,** pues son ricas en Omega 3 y Omega 6. Las pipas o semillas de calabaza son muy ricas en ácidos grasos poliinsaturados. Podemos destacar entre sus componentes la citrulina, que es un fermento portador de oxígeno, hormonas vegetales, **vitaminas A y E, aminoácidos como la arginina y la lecitina. Tienen un alto contenido de Omega 3 y Omega 6.** • Al consumir grasas ricas en Omega-3 se produce colecistoquinina, **hormona que envía señales de saciedad al cerebro y nos ayudan a perder peso.**

Beneficios del omega 3. Éstas son las dolencias de salud que se mejoran o que se pueden prevenir: Estabilizan el **metabolismo, Acné**, Alto nivel **de triglicéridos, Angina** inestable, **Artritis, Artritis reumatoide, articulaciones, Asma, Ataques al corazón, Aterosclerosis, Autismo, Cáncer cervical, de mama, de próstata, Cáncer e hígado** graso, Todos **los cánceres**, Malas Metástasis de cáncer, Coágulos de sangre-anti trombótico, **Colesterol HDL** bajo, mejor control de **inflamación,** Degeneración Macular-Daño a la retina-Ceguera, **Mala visión, Diabetes tipo 2,** Disfunción **Endotelial,** Enfermedad de **Alzheimer**, **Envejecimiento** acelerado, **Gota, Hipertensión** , Inflamación general-indicador importante de envejecimiento, **Lupus**, Mala **memoria,** Muerte repentina- **arritmia, Nacimientos prematuros, Osteoporosis, Quemadura del sol-cáncer de piel**, Repetición de **ataques del corazón, Resfriados, gripas**, Restenosis de angioplastia y de cirugía abierta **del corazón, Síndrome del ojo seco, Soriasis**, Subdesarrollo **cerebral del neonato, Tensión arterial alta**, Uñas, pelo y piel malas, Desorden **bipolar**, Cociente de **inteligencia bajo** en niños, **Demencia, Depresión, Depresión postpartum, Mal genio del niño, Mala concentración, Declinación mental, Agresión**, comportamiento antisocial, **El desorden de déficit de atención-ADD y ADHD.**

- También nos pueden ayudar a controlar la **presión arterial.**

- El consumo de pipas o semillas de calabaza está indicado en problemas de **próstata**. Una cucharada en ayunas puede evitar el agrandamiento de la próstata.

- Pueden ser de gran ayuda en el control de **la diabetes** pues estimulan la secreción del páncreas disminuyendo los niveles de glucosa en la sangre.

- Ayudan a disolver y **eliminar la mucosidad, por lo que son de gran ayuda para el sistema respiratorio.**

- Comer pipas o semillas de calabaza nos ayudará **a no retener líquidos**.

- Tienen un gran efecto antioxidante (ideal para mantener una piel en buenas condiciones) ya que son ricas en vitaminas A y E

Un gramo contiene más triptófano que un vaso de leche. Puedes consumirlas crudas o tostadas. Las pipas o semillas de calabaza pueden ser un aperitivo muy rico. Podemos utilizarlas en salsas e incluso en la elaboración de pan, bizcochos, galletas, etc.

SEMILLAS DE CAÑAMO

Las **semillas de cáñamo** son unas plantas muy beneficiosas para el organismo, además de ser un buen aporte de proteínas vegetales, fuente de los principales componentes omega, el omega 3 y el omega 6. Los componentes que aporta las semillas de cáñamo son: minerales, vitaminas A, C, B, D, E, calcio, fósforo, hierro y fibra. Gracias a su aporte alimentario ayuda a una mejor salud de las personas.

- Al consumir grasas ricas en Omega-3 se produce colecistoquinina, **hormona que envía señales de saciedad al cerebro y nos ayudan a perder peso**.

Beneficios del omega 3. Éstas son las dolencias de salud que se mejoran o que se pueden prevenir: Estabilizan el **metabolismo, Acné**, Alto nivel **de triglicéridos, Angina** inestable, **Artritis, Artritis reumatoide, articulaciones, Asma, Ataques al corazón, Aterosclerosis, Autismo, Cáncer cervical, de mama, de próstata, Cáncer e hígado** graso, Todos **los cánceres**, Malas Metástasis de cáncer, Coágulos de sangre-anti trombótico, **Colesterol HDL** bajo, mejor control de **inflamación**, Degeneración Macular-Daño a la retina-Ceguera, **Mala visión, Diabetes tipo 2**, Disfunción **Endotelial**, Enfermedad de **Alzheimer**, **Envejecimiento** acelerado, **Gota, Hipertensión** , Inflamación general-indicador importante de envejecimiento**, Lupus**, Mala **memoria**, Muerte repentina- **arritmia, Nacimientos prematuros, Osteoporosis, Quemadura del sol-cáncer de piel**, Repetición de **ataques del corazón, Resfriados, gripas**, Restenosis de angioplastia y de cirugía abierta **del corazón, Síndrome del ojo seco, Soriasis**, Subdesarrollo **cerebral del neonato, Tensión arterial alta**, Uñas, pelo y piel malas, Desorden **bipolar**, Cociente de **inteligencia bajo** en niños, **Demencia, Depresión, Depresión postpartum, Mal genio del niño, Mala concentración, Declinación mental, Agresión**, comportamiento **antisocial, El desorden de déficit de atención-ADD y ADHD**.

Es un buen componente en las dietas vegetarianas, ya que aportan los componentes necesarios para una alimentación completa. Son digestivas y completas en ácidos grasos.

Las **semillas de cáñamo** pueden tratar enfermedades **cardiovasculares y ser un buen antioxidante que ayuda en el sistema inmune**. Además, son buenas para el **estreñimiento**. También combaten malos estados psicológicos como **el estrés, ansiedad, insomnio**. Además, son buenos para reducir la tasa de azúcar y colesterol en sangre previniendo la **diabetes** y los problemas de **corazón. Mejora el rendimiento intelectual y es bueno en las mujeres durante la menopausia**.

Las semillas de cáñamo destacan por sus propiedades beneficiosas para el cuerpo y algunos males del cuerpo, así como son un buen complemento alimentario debido a lo completas que son. Aunque hace un tiempo cayeron en desuso, en la actualidad son más las personas que se decantan a su consumo en alguna de las modalidades actuales que existen, ya sea en harina de semillas de cáñamo o las propias semillas de cáñamo.

Las **semillas de cáñamo** se pueden consumir enteras, en aceite, en harina, molidas o germinadas. Pueden acompañarse de varios alimentos aumentando sus propiedades beneficiosas.

SEMILLAS DE GIRASOL

Estas semillas, están llenas de vitaminas, sobre todo de vitamina E y ácidos grasos esenciales. **Poseen omega 3, y grasas monoinsaturadas,** que colaboran con la elasticidad de nuestra piel, y reducen significativamente cuando las consumimos a diario los riesgos cardiocoronarios. Además las semillas de girasol **son ricas en calcio y magnesio** • Al consumir grasas ricas en Omega-3 se produce colecistoquinina, **hormona que envía señales de saciedad al cerebro y nos ayudan a perder peso**.

La calidad de sus ácidos grasos ayudan a reducir el riesgo de sufrir problemas circulatorios, infartos y diferentes tipos de problemas cardiovasculares.

Las semillas de girasol por su alto contenido en Potasio y Magnesio las hacen indispensables en la dieta de todos los **deportistas para mejorar su rendimiento y reducir las lesiones.**

Sus altos niveles de fósforo y magnesio también favorecen **un buen funcionamiento cerebral.**

Por supuesto su alto contenido en vitamina E las hacen muy recomendables **para nutrir la piel ya que además es un antioxidante.**

Las semillas de girasol también llamadas pipas aportan nutrientes indispensables, que le otorgan sus **propiedades para perder peso**, sin perder energía.

Por cada 100 grs de pipas o semillas de girasol: 28 grs de Proteínas

Beneficios de las semillas de girasol para adelgazar:

- Posee un alto porcentaje de aceites insaturados, estos aceites no sólo ayudan a movilizar tejido graso acumulado, sino también a reducir el colesterol LDL o malo.

- Por su contenido en antioxidantes, las semillas de girasol **mejoran el metabolismo** celular y de todo el organismo.

- Es un alimento rico en fibra dietética, posee 2.50 grs de fibra soluble y 3.80 grs de fibra insoluble. Gracias a este contenido fibroso, se considera un alimento con alto valor de saciedad.

- Debido a su contenido en fibra, se las considera depurativas, ayudando a mejorar la motilidad intestinal.

En virtud de estos beneficios, las semillas de girasol son un alimento ideal para incorporar en una dieta hipocalórica. Puedes consumirlas en el desayuno, merienda o en una colación, reemplazando galletas o pan. De esta forma, estarás incorporando no sólo calorías e hidratos de carbono, sino también nutrientes que te pueden ayudar a perder peso en forma saludable.

Las semillas de girasol por su contenido en Calcio merecen ser tenido en cuenta sobre todo por aquellas personas que no pueden o no quieren tomar lácteos. Ideal también pues para deportistas, niños, **embarazadas y personas con descalcificación u osteoporosis.**

SOYA

La soya es una de los alimentos más saludables sobre Tierra. Una evaluación completa de todos los beneficios, podría llenar un libro grande fácilmente. Los puntos clave, acerca de los beneficios de la soya están relacionados por su **excelente contenido de proteína,** alto contenido de ácidos grasos esenciales, . numerosas vitaminas y minerales incluyendo isoflavones, saponins y sus fibras. La haba de soya contiene una gran cantidad de nutrientes y phytochemicals, esto está relacionado con una gran cantidad de beneficios médicos.

Los decrecimientos de los síntomas de **la menopausia**, los productos de isoflavones de soya, parecen reducir los síntomas de la meno, especialmente rubores calientes. Reduce el riesgo de ciertos **canceres el de mama, de colon, de próstata. Impiden la oxidación del DNA y reduce el crecimiento de las células cancerígenas.**

Los frijoles de soya tienen el más alto contenido proteico. La proteína de soya contiene todos los aminoácidos esenciales.

Están libres de grasa saturada, libre de colesterol. Desarrolla huesos más fuertes, incrementa el contenido mineral de los huesos en las mujeres durante la postmenopausia, reduciendo la posibilidad de **osteoporosis,** cuando se remplaza la proteína animal, por la vegetal mejora la salud de los huesos.

Se recomienda 25 gms diarios de proteína de soya en el consumo de las tres comidas y esto reduce el riesgo **de enfermedades del corazón.**

Para los que tienen problemas del **riñón** pueden beneficiarse con el consumo de la soya.

Si la comparamos con otros alimentos, la soja, a igual peso, contiene el doble de proteínas que la carne, 4 veces las proteínas del huevo y 12 veces las de la leche.

Es una legumbre rica especialmente en potasio y fósforo. Contiene vitaminas A, B, C, D y G, así como enzimas estimulantes de la función digestiva.

También aporta gran cantidad de calcio, magnesio, hierro y cobre, y es una de las fuentes más ricas en lecitinas, sustancias imprescindibles para las células ya que disuelve el colesterol malo o exceso de este y ayuda a la asimilación de las vitaminas. Es un sustituto eficaz de las proteínas animales sin contraindicaciones.

En los países con personas con altos índices de colesterol tratan de promocionar su consumo ya que es una buena alternativa para aquellos que necesitando un buen nivel de proteínas, en cambio, desean disminuir sus altos niveles de colesterol y ácido úrico.

Los estudios actuales se están enfocando en rescatar este potencial que representa la proteína de soya y otros elementos nutritivos tanto para el hombre como para la mujer.

Cada grano de soya está conformado por:

-38% de proteína.

-30% de carbohidratos.

-18% de lípidos.

-14% de vitaminas y minerales.

También de la grasa de la soya se deriva el: Omega 3 y el Omega 6.

Beneficios del omega 3. Éstas son las dolencias de salud que se mejoran o que se pueden prevenir: Estabilizan el **metabolismo, Acné**, Alto nivel **de triglicéridos, Angina** inestable, **Artritis, Artritis reumatoide, articulaciones, Asma, Ataques al corazón, Aterosclerosis, Autismo, Cáncer cervical, de mama, de próstata, Cáncer e hígado** graso, Todos **los cánceres**, Malas Metástasis de cáncer, Coágulos de sangre-anti trombótico, **Colesterol HDL** bajo, mejor control de **inflamación,** Degeneración Macular-Daño a la retina-Ceguera, **Mala visión, Diabetes tipo 2,** Disfunción **Endotelial,** Enfermedad de **Alzheimer, Envejecimiento** acelerado, **Gota, Hipertensión** , Inflamación general-indicador importante de envejecimiento**, Lupus**, Mala **memoria,** Muerte repentina- **arritmia, Nacimientos prematuros, Osteoporosis, Quemadura del sol-cáncer de piel**, Repetición de **ataques del corazón, Resfriados, gripas**, Restenosis de angioplastia y de cirugía abierta **del corazón, Síndrome del ojo seco, Soriasis**, Subdesarrollo **cerebral del neonato, Tensión arterial alta**, Uñas, pelo y piel malas, Desorden **bipolar**, Cociente de **inteligencia bajo** en niños, **Demencia, Depresión, Depresión postpartum, Mal genio del niño,**

Mala concentración, Declinación mental, Agresión, comportamiento antisocial, El desorden de déficit de atención-ADD y ADHD.

TOMATE ROJO

Es muy rico en vitaminas A, B, C y E. Por ejemplo la vitamina A (retinol) es muy importante para **la visión** y como ejemplo de su importancia diremos que el pigmento de la retina más sensible a la intensidad de la luz llamado rodopsina, está formado por vitamina A y una proteína.

Actúa en el mantenimiento de la piel y otros tejidos como cabello, mucosas, huesos y colabora en el buen funcionamiento del **sistema inmunológico.**

Dentro del grupo de las vitaminas B, cuenta con la vitamina B1 y B3 o también llamada niacina que actúa en el sistema nervioso, en la función de transformar los alimentos en energía, en el mantenimiento del buen estado de la piel y en el funcionamiento del sistema digestivo. El triptófano, es precursor del neurotransmisor serotonina, de la melatonina y de la vitamina B3 o niacina se transforma en serotonina, una hormona que facilita **el sueño y relaja nuestra mente (ansiedad, angustia, depresión estrés, esquizofrenia, fobias, manías, trastornos de la personalidad, etc.)**

La vitamina C (ácido ascórbico) además de ser un antioxidante participa en la maduración del colágeno. Esta proteína actúa además como el pegamento que une o ajusta toda la estructura de órganos y tejidos que forman el organismo. Es fundamental para **la piel, cartílagos y tendones y es la base orgánica de los huesos.**

También tiene que ver con la absorción de hierro de los alimentos ingeridos y con aumentar la resistencia frente a **las infecciones.**

Quienes han estudiado este tema dicen que **comiendo aproximadamente 200 gramos de tomate al día se llegan a cubrir el 80% de vitamina C que necesitamos diariamente.**

Su pulpa encierra numerosas propiedades. La materia colorante que contiene su interior es muy importante por el alto valor de carotenos con que cuenta, actuando como **energizante, mineralizante, vitamínico y equilibrante celular.**

Uno de los carotenos es el licopeno, pigmento natural que abunda en el tomate cuando está bien maduro y que le da el color rojo intenso que lo caracteriza en ese estado. El licopeno es un pigmento que si bien carece de actividad vitamínica es un antioxidante que influye en aportar efectos beneficiosos **sobre el sistema inmunológico del organismo, colaborando en disminuir el riesgo de padecer cáncer de estómago, pulmón y próstata.**

Estudios científicos han comprobado que ingiriendo en forma regular alimentos que contienen antioxidantes, esto contribuye a reducir el riesgo de padecer ciertos tipos de cánceres (ya mencionados anteriormente).

Por eso la importancia de consumirlo en el punto exacto de maduración, para aprovechar al máximo todas sus propiedades.

El licopeno junto con la vitamina C es un antioxidante y éstos, unidos a las vitaminas A y E actúan sobre el sistema inmunológico y protegen al organismo actuando como amortiguador de los efectos nocivos de los radicales libre. De esta forma colabora en reducir los riesgos **cardiovasculares** ayudando a modificar el llamado **colesterol malo** (LDL-c)

Estas sustancias cumplen con la función de proteger nuestro organismo y como consecuencia, el ingerir tomate en forma regular contribuye a bajar el riesgo de estas enfermedades.

Tiene numerosas sales minerales potasio, cloro, fósforo, calcio, azufre, magnesio, sodio, hierro, cobre y muchas más, por eso es un alimento sumamente nutritivo. Y gracias a esas sales minerales es que ayuda **a neutralizar la acidez, a desintoxicar y a actuar como diurético y estimulante de todo el organismo.**

Como ejemplo pondremos el potasio, tan necesario para el sistema nervioso como para la actividad muscular normal. Interviene además en equilibrar el agua en la célula tanto dentro como fuera.

La presencia de cobre ayuda a los jóvenes y a los de la tercera edad en la formación de sangre, por eso es importante que los niños en edad de crecimiento lo consuman.

Otra condición favorable es actuar como diurético. Al tener alto contenido de potasio y ser bajo en sodio lo hace un alimento eficaz en la eliminación de líquido y toxinas lo que favorece a quienes sufren este problema y también **hipertensión, gota y cálculos renales**. Es además refrescante y colaborador en **bajar la temperatura corporal en casos de fiebre alta**.

Su alto contenido en fibras ayuda a las personas que sufren de **estreñimiento**. Estas dos últimas condiciones lo hacen un colaborador más en la depuración del organismo.

TOMATE VERDE

En nuestro país se emplean los frutos tradicionalmente para la atención de **problemas respiratorios y dolor de amígdalas, tosferina y tos**. En cocimiento junto con semillas de tamarindo para la tos. Asado en comal se aplica en cataplasma lo más caliente posible en las amígdalas inflamadas. También de esta forma pero aplicado en caliente la piel para el chincual o tibio a frío **para bajar las fiebres**. Machacado y colado se obtiene un jugo que se utiliza para el **dolor de oídos**. Otros usos reportados de sus hojas y frutos son: **afecciones digestivas, bilis, inflamación del estómago, calvicie, caspa, presión arterial alta, diabetes y vista**.

Un grupo de investigadoras del Instituto de Química de la UNAM se encuentran estudiando plantas del género Physalis, con potenciales propiedades antibacterianas, anticancerígenas e hipoglucemiantes. Entre ellas está la que produce el tomate verde. De él se podrían obtener antibióticos contra ciertas enfermedades producidas por bacterias, aunque en el caso del tomate verde, pese a cultivarse de forma importante en el territorio, se usa sólo el fruto y el resto de la planta se desperdicia; sin embargo, ésta contiene al menos una decena de compuestos, por lo que si alguno de ellos resulta útil, podría aprovecharse de mejor manera. La cubierta del tomate es rica en compuestos llamados acilsacarosas, formados por el azúcar común de mesa pero esterificada con ácidos grasos.

TORONJA

La toronja contiene 90% agua, sodio, calcio, hierro, fosforo, magnesio, azufre, cloro, potasio, VIT. A, B, B2 B3, VIT C

- Esta fruta es baja en azúcares naturales, por lo que ayuda a aquellas personas que desean **bajar de peso**. Contiene minerales, enzimas y vitaminas que son necesarias para nuestro cuerpo. **Refuerza las bajas defensas**.

También es sumamente útil en el fortalecimiento de la digestión y le brinda un buen funcionamiento al **sistema urinario.**

Así mismo la toronja es empleada en el tratamiento para **limpiar el hígado**.

- La toronja es excelente en el **adelgazamiento de las grasas; ha sido recomendada durante mucho tiempo por los expertos en el tratamiento para la perdida de peso.**

- Pero esto no quiere decir que este fruto funcione como un perfecto y natural "quema grasa", sino que facilita la eliminación de esta; junto con el kiwi, la fresa, el limón y la naranja, es de los más utilizados para este fin debido a que ayuda al buen funcionamiento de **la vesícula para eliminar la grasa a través del intestino.**

La toronja ayuda a que se degraden las grasas y a que el metabolismo pueda deshacerse de las toxinas de manera fácil.

Ayuda a prevenir **la tos, los catarros y los resfriados.**

La toronja es considerada como uno de los frutos con mayor acción sobre **la desintoxicación del cuerpo,** ya que tiene un poder alcalinízate que facilita la eliminación de algunas sustancias nocivas en el organismo.

- Muchos expertos recomiendan que si se tuvo un desayuno, comida o cena grasosa se ingiera jugo de este fruto o se coma al natural como postre, ya que ayudará a que las grasas saturadas que se encuentran ya en el organismo comiencen a ser procesadas para que más tarde, la mayor cantidad de éstas, se puedan eliminar gracias a que posee un ácido llamado málico que facilita el proceso de digestión.

- **Hipertensión y para aquellas personas que padecen diabetes**.

- Además, su alto contenido de agua provoca la **sensación de saciedad,** por la cual **se inhibe el apetito** y debido a esto la ingesta de alimentos es menor que la normal, obteniendo ya con la toronja un aporte de nutrientes alto para que el organismo no quede desprotegido ante enfermedades tales como **la anemia y las relacionadas con el corazón**, y de igual forma con esto se evita la pérdida de ácido fólico.

El jugo es antiviral. Alto en varios antioxidantes, especialmente la vitamina C. **ADVERTENCIA**: puede agravar la gastritis.

El hecho de eliminar los alimentos altos en grasa y optar por el consumo de frutas y vegetales, puede ayudar a que las personas reduzcan el riesgo de padecer el cáncer, sobre todo en los hombres el cáncer de próstata.

Como se debe comer o ingerir la toronja: Los expertos aseguran que es preferible comer la pulpa de la toronja, es decir los gajos, ya que poseen una fibra soluble especial conocida como ácido galacturónico que no solo ayuda a reducir el colesterol en la sangre, sino que también sirve para disolver la placa que obstruye las arterias, producto de la ingesta de una gran cantidad de ácidos grasos saturados y de productos con alto contenido en colesterol.

En el jugo no se encuentra tan concentrado este ácido y además no cuenta con fibra, por lo que no es tan recomendable su ingesta.

Comer o consumir toronja en ayunas: Es preferible consumir este fruto en ayunas o entre comidas, no es muy conveniente que se coma sobre las mismas.

Frutos Cítricos: Además de vitamina C, los cítricos (naranja, mandarina, piña, limón y toronja) poseen otros compuestos fitoquímicos **con propiedades anticáncer**. Recientemente se ha demostrado que los niños que consumen regularmente zumo de naranja en los primeros dos años de vida, **tienen un riesgo muy bajo de desarrollar leucemia.**

TRIGO

El trigo es un alimento bastante completo ya que en su composición encontramos gran variedad de minerales, como el fósforo, el calcio, el magnesio y el silicio.

Gracias a su alto contenido en hidratos de carbono, el trigo aporta **mucha energía** al organismo. La riqueza en fibra de este cereal hace que sea muy beneficioso para las personas que sufren **estreñimiento**. Además el zumo de trigo ayuda a los **enfermos de estómago y a los convalecientes, además ayuda a fortalecer el sistema nervioso**.

Su riqueza en minerales, especialmente fósforo y calcio, lo hacen un magnífico alimento para la preservación del **sistema nervioso**, óptimo en periodos de estudio y ayuda a reconstruir los tejidos.

La riqueza en vitamina E del trigo le hace muy recomendable en las **enfermedades cardíacas**, ya que ayuda a que el colesterol no se oxide y bloquee las arterias. El trigo en grano bien cocido es especial para combatir el estreñimiento, e igual el pan de trigo integral.

Es un buen **tónico de los nervios y especial alimento para los anémicos**. Es ligeramente oxidante. Es remineralizador, especialmente rico en fósforo, bueno para los **enfermos del cerebro desmemoriados y desnutridos.** El trigo ha de ser bien cocido, pues de lo contrario fermenta en los intestinos, y es muy pesado para digerir.

- Es muy aconsejable tomarlo en forma de pan integral, papillas de trigo integral, tortas de harina integral, y trigo remojado durante cuarenta y ocho horas, machacado y tornado crudo. Sería todavía mejor dejar el trigo en remojo hasta un principio de germinación. Las papillas de harina integral pueden prepararse con leche, agregando mantequilla o queso rallado, aceite crudo, nata, caldo vegetal, yogurt, cebolla picada, jugo de cebolla, tomate, jugo de limón, jugos de frutas, miel, una yema de huevo batida.

El trigo integral tiene propiedades laxantes. El extracto de trigo tierno (espigas) es un perfecto alimento para los enfermos del estómago, los muy débiles y los convalecientes.

UVAS

Las uvas se utilizan en las dietas depurativas por la simplicidad de sus componentes y por sus propiedades laxantes (son muy ricas en pectina), remineralizantes y alcalinizantes ya que contienen un 72 % de sales minerales alcalinas.

Ideal para niños y ancianos, **como aporte nutricional**, y también para adultos que necesiten una buena fuente de **energía.**

Las personas convalecientes se benefician en gran medida, ya que, a menudo, no tienen apetito y las uvas son fáciles de tomar, **les aporta líquidos, energía, depura y nutre**. Las uvas rojas son **antibacteriales y antivirales**

Los beneficios sanitarios de la uva derivan tanto de sus componentes nutritivos como de otra serie de sustancias, cuyas propiedades son objeto de estudio en recientes investigaciones. Se trata de los compuestos fenólicos, abundantes en las uvas y responsables de su color y sabor, tales como antocianos, taninos y flavonoides, todos ellos con potente acción antioxidante. Los antocianos son los pigmentos responsables del color de las uvas negras y rojas y están ausentes en las variedades blancas. Los taninos les confieren la sensación de astringencia a las uvas verdes. Dentro de los flavonoides, el resveratrol es el más reconocido. Está presente sobre todo en la piel de la uva negra y roja y tiene propiedades antifúngicas, es decir, impide el crecimiento de hongos en las uvas. Los últimos estudios científicos han mostrado su eficacia al inhibir **o bloquean el crecimiento tumoral**, por tanto se recomienda el consumo habitual de uva en caso **de cáncer** y si se presentan factores de riesgo.

Antioxidantes y Radicales libres: Todas los compuestos mencionados tienen capacidad antioxidante. Durante los procesos que tienen lugar en las células se generan sustancias nocivas para el organismo, llamados radicales libres, y relacionados directamente con el desarrollo de **enfermedades cardiovasculares, degenerativas, cáncer y con el propio proceso de envejecimiento.** Estudios recientes ponen de manifiesto que los antioxidantes contribuyen a bloquear la formación de dichas sustancias. Flavonoides y resveratrol, en concreto, producen los siguientes beneficios sobre la circulación en las arterias: vasodilatación, por lo que **aumenta el flujo sanguíneo**; disminución de la agregación plaquetaria (**la sangre circula más fluida** con lo que disminuye el riesgo de formación de coágulos o trombos) e inhibición de la oxidación del colesterol LDL-c que desencadena su depósito en las arterias y da lugar a la **aterosclerosis.**

En esencia, podemos asegurar que la uva y el mosto (zumo de uva) son alimentos que favorecen el buen estado de las **arterias y del corazón**. A los beneficios de las sustancias antioxidantes, se suma el aporte en potasio y magnesio, minerales que intervienen en la contracción de los músculos y del corazón. No obstante. Sin embargo, a quienes toman diuréticos que eliminan potasio y a las personas con bulimia; debido a los episodios de vómitos autoinducidos que provocan grandes pérdidas de este mineral, les conviene el consumo de estas frutas.

Rica en fibra La uva, por su contenido en fibra es un laxante suave. En caso **de estreñimiento**, se recomienda consumir las uvas sin pelar y con pepitas, ya que es ahí donde se encuentran las sustancias que favorecen la motilidad intestinal y ayudan a regular su funcionamiento. Para quienes sufren de estómago delicado, lo más conveniente es consumir el zumo de la uva o mosto. Por la riqueza en azúcares de las uvas. El contenido moderado de ácido fólico o folatos, vitamina imprescindible en los procesos de división y multiplicación celular que tienen lugar en los primeros meses de gestación, hace que el consumo de uvas resulte interesante para las mujeres embarazadas para prevenir la espina bífida, alteración en el desarrollo del sistema nervioso (tubo neural) del feto.

Debido a su particular composición, estas frutas poseen un efecto diurético beneficioso en caso de hiperuricemia o gota y litiasis renal (favorece la eliminación de ácido úrico y sus sales), hipertensión arterial u otras enfermedades asociadas a retención de líquidos.

Las uvas son ideales para mantener **una vista de águila.** Según el estudio realizado por de la Universidad Fordham en Nueva York, incluir en la alimentación diaria una porción de **uvas ayuda a prevenir la pérdida de visión y la ceguera en la edad avanzada.**

Además reveló que las **uvas contienen grandes cantidades de antioxidantes, y estos ayudan a mantener una vista saludable durante la edad adulta.** "Bastaría consumir uvas generosamente durante toda la vida, especialmente en la juventud, para obtener grandes beneficios visuales"

El estudio fue testeado en un grupo de ratones propensos genéticamente a desarrollar deformación macular, los cuales fueron divididos en varios grupos, cada uno con una alimentación específica: una dieta enriquecida con uvas, una dieta rica en luteína y una dieta simple. La investigación demostró que los ratones que habían consumido las uvas tenían una retina mucho más sana. Esto constituye un hallazgo importante para la Medicina, pues si no es posible curar la degeneración visual en la edad adulta, se puede prevenir o aminorarse sus efectos con una pequeña porción de uvas al día.

Las uvas contienen melatonina, hormona que regula el sueño. Se recomienda el consumo de una taza de uvas solas o bien acompañando una porción de yogur al que incluso se le puede sumar una cucharada de avena.

Lo primero será recordarte sus propiedades nutritivas, que nunca está de más. Son una gran fuente de azúcares, de **antioxidantes** y de minerales. También poseen un alto contenido en fibra, y en menor medida hierro y sodio, destacando sus propiedades depurativas.

Ya son varios los productos cosméticos que incorporan la uva como activo principal debido a las propiedades antioxidantes de los polifenoles.

Los polifenoles evitan la degradación de la elastina y de las fibras de colágeno, con lo que contribuyen **a mantener la firmeza y elasticidad del cutis y antiarrugas en la piel.**

Pero ahí no queda la cosa, **las pepitas, sí, las que muchas veces escupimos y no damos ningún valor, son un excelente exfoliante para la piel**. Por sus propiedades, las pepitas ayudan a activar la producción de colágeno y elastina. Además de limpiar la piel conseguiremos por tanto una mayor renovación celular. De esta manera podemos construir un excelente exfoliante casero, para ello, **cogemos unas pepitas de uva, las machacamos y añadimos aceite de almendras.**

Además, como siempre en estos casos, traemos una mascarilla que ayudará a mantener vuestro cutis en perfectas condiciones, ya que la uva, a parte de estimular la producción de colágeno, y de poseer uno de los mejores antioxidantes que existen, también tiene grandes propiedades hidratantes para la piel.

Para realizar la mascarilla mezcla dos cápsulas de vitamina E con un par de uvas, aplicar sobre el rostro y dejas reposar durante toda la noche, notarás una piel más tersa, suave y tonificada.

CONTRAINDICADO PARA:

Los diabéticos no pueden tomar uvas ya que les aumentaría los niveles de glucosa en sangre. También deben vigilar las personas con intestinos muy delicados debido a sus propiedades laxantes. El ácido oxálico que contienen las uvas negras puede formar sales con ciertos minerales como el calcio y formar oxalato cálcico, por lo que su consumo se ha de tener en cuenta si se padecen este tipo de cálculos renales, ya que se podría agravar la situación.

Los polifenoles y los taninos, sustancias abundantes en las variedades rojas pueden desencadenar migraña en personas propensas.

Para obtener pasas basta con colgar los racimos de uvas frescas al revés, tomando la precaución de que los granos estén separados.

VERDOLAGA

La verdolaga o *Portulaca oleracea* (también conocida como lenteja de agua, portulaca, bledo, flor de un día, verdolaga, en chino se conoce como ma chi xian, munyeroo o portulaca silvestre) es una potencia en cuanto grasas omega-3 dentro del mundo vegetal y existe una gran probabilidad de que esté creciendo en su patio trasero justo ahora.

La verdolaga tiene un perfil estelar de ácidos grasos omega-3, en comparación con otros vegetales, la verdolaga tiene más grasas omega-3 que cualquier otro vegetal.

* Al consumir grasas ricas en Omega-3 se produce colecistoquinina, **hormona que envía señales de saciedad al cerebro y nos ayudan a perder peso**. Los alimentos que contienen Omega-3 son el aceite de linaza, semillas de linaza, chía, nuez, verdolagas, semillas de calabaza, girasol, ajonjolí, germen de trigo y vegetales verdes.

NIVELES DE OMEGA 3 EN ALIMENTOS COMUNES:

Verdolaga 1 taza tiene 300-400 mg., Lechuga romana 1 taza tiene 53 mg., Espinaca 1 taza tiene 41 mg., Coliflor ½ taza tiene 104 mg., Aceite de linaza 1 cucharada tiene 7196 mg., Semillas chía 1 onza tiene 4915 mg., Nueces 1 onza tiene 2542 mg.

A continuación, los 55 Beneficios del omega 3. Éstas son las dolencias de salud que se mejoran o que se pueden prevenir: Estabilizan el **metabolismo, Acné**, Alto nivel **de triglicéridos, Angina** inestable, **Artritis, Artritis reumatoide, articulaciones, Asma, Ataques al corazón, Aterosclerosis, Autismo, Cáncer cervical, de mama, de próstata, Cáncer e hígado** graso, Todos **los cánceres**, Malas Metástasis de cáncer, Coágulos de sangre-anti trombótico, **Colesterol HDL** bajo, mejor control de **inflamación**, Degeneración Macular-Daño a la retina-Ceguera, **Mala visión, Diabetes tipo 2,** Disfunción **Endotelial,** Enfermedad de **Alzheimer, Envejecimiento** acelerado, **Gota, Hipertensión**, Inflamación general-indicador importante de envejecimiento, **Lupus**, Mala **memoria**, Muerte repentina- **arritmia, Nacimientos prematuros, Osteoporosis, Quemadura del sol-cáncer de piel**, Repetición de **ataques del corazón, Resfriados, gripas**, Restenosis de angioplastia y de cirugía abierta **del corazón, Síndrome del ojo seco, Soriasis**, Subdesarrollo **cerebral del neonato, Tensión arterial alta**, Uñas, pelo y piel malas, Desorden **bipolar**, Cociente de **inteligencia bajo** en niños, **Demencia, Depresión, Depresión postpartum, Mal genio del niño, Mala concentración, Declinación mental, Agresión**, comportamiento **antisocial, El desorden de déficit de atención-ADD y ADHD.**

Además de sus bondades en ácidos grasos omega-3, la verdolaga tiene otros beneficios nutricionales:

- SEIS veces más vitamina E que la espinaca

- SIETE veces más beta carotenos que las zanahorias, proporcionándole 1320 IU/100g de vitamina A (44 por ciento de RDA), que es uno de los vegetales de hojas verdes más importantes

- 25mg de vitamina C por taza (20 por ciento de RDA)

- Rica en magnesio, calcio, hierro, potasio, riboflavinas, fosforo y magnesio

Se ha reportado que la verdolaga es benéfica si usted padece de **problemas urinarios o digestivos y tiene efectos antimicrobianos y antihongos.** También se ha descubierto que sirve para tratar enfermedades de la piel como el **acné, la psoriasis y las quemaduras por el sol.** Algunas personas comparan el sabor de la verdolaga con el de la espinaca o del berro, con un "crujiente" sabor a limón. Busque las hojas y tallos frescos, que se utilizan para hacer ensaladas o sándwiches.

Además de ser fortificante es muy saludable. Tiene efecto **depurativo de la sangre** y se ha demostrado curativa en **enfermedades del hígado, de los riñones** y **de la vejiga**, así como en **arenillas** y **cálculos**. Es eficaz para combatir el **escorbuto**, la **escrofulosis, dificultad de orinar, debilidad general** especialmente en los niños, etc.

Las cataplasmas frías de la planta hervida calman el dolor de las **quemaduras. Cantidad**: 15 gramos en un litro de agua; se prepara en infusión.

La *Verdolaga*, comida en cantidad, tiene efecto **purgante**.

Los aminoácidos Alanina (incrementa las defensas del **sistema inmunitario**); arginina (muy necesaria para el crecimiento muscular y la reparación de los tejidos), histidina (vasodilatador y estimulador del jugo gástrico. Combate **la anemia, la artritis y es muy útil para las úlceras**); isoleucina (necesario para el crecimiento adecuado). Valina (contribuye al crecimiento infantil).

Por su lado, los ácido ascórbico (Vitamina C); aspártico (muy interesante en la expulsión del amoníaco); glutamínico (antiulceroso, tónico, **incrementa la capacidad mental**) linoleico (Vitamina F); oxálico (tóxico); palmítico.

En la verdolaga encontramos calcio, hierro, magnesio, potasio y azufre, entre otros minerales. Pero, además, es rica en proteína y fibra. Todos estos elementos le confieren a la verdolaga cualidades alimentarias. Eso sí es aconsejable consumirla siempre fresca.

De hecho se la conoce más como alimento que como planta medicinal. Puede degustarse en ensalada, añadiendo a esta las hojas tiernas y mezclándola con otras plantas como el berro, el diente de león o la achicoria. Todas ellas aportan propiedades vitamínicas y diuréticas, aunque su sabor es un poco fuerte.

A continuación algunas de las aplicaciones medicinales de la verdolaga: Depurativa: Depura la sangre y combate las inflamaciones que afectan a las **vías urinarias.** En este sentido su poder emoliente se debe a la gran cantidad de mucilagos que posee la planta. (Machacar las hojas tiernas para extraer el jugo. Tomar unas 3 cucharadas al día). Este mismo preparado se utiliza para ayudar a disolver **los cálculos renales.**

Diurético: Favorece la eliminación de líquidos corporales, al hacer trabajar más a los riñones, siendo muy adecuada en casos de **obesidad, enfermedades reumáticas y cardiacas** que se asocian con la acumulación de agua en el cuerpo. (Infusión en ayunas de unos 15 gramos de hojas frescas por vaso de agua).

Colirio ocular: Alivia las **irritaciones de los ojos cansados** (Exprimir la planta tierna y aplicar un emplasto con polenta sobre los ojos).

Calmante: Atenúa los **dolores de vientre** (Aplicar una cataplasma de hojas hervidas sobre el vientre).

Anticancerígeno: Se están estudiando las posibles virtudes del jugo de esta planta como inhibidor del **crecimiento tumoral.**

RECOMENDADA PARA: Migraña, Depresión. Complemento alimenticio Uretritis, Disentería. DOSIS GENERAL: Como alimento al menos 3 veces por semana.

ZANAHORIA

Es mejor que raspemos la **zanahoria** en vez de pelarla, ya que la mayor parte de las **vitaminas** que la componen se encuentran bajo la piel. Contiene **fibras**, potasio, vitaminas C y K, **calcio** y **ácido fólico.** Las **zanahorias** se pueden comer enteras, ralladas, hervidas o salteadas, aunque es **preferible comerlas en crudo** porque así no pierden ninguno de sus nutrientes. Su tallo también se come pero rara vez se utiliza.

Su jugo es depurador y alcalinízate, la zanahoria estimula **la eliminación de desechos y ayuda a disolver los cálculos biliares**, gracias a su aporte de betacaroteno.

Es ideal para problemas de **la piel, favorece la visión nocturna**, por su gran riqueza en vitamina A. Equilibra en problemas digestivos y metabólicos. Eficaz para combatir los gases.

Dentro de su composición destaca un alto porcentaje en beta caroteno, el cual se convierte en vitamina A si esta se encuentra carente en el organismo a la vez que colabora en la absorción de hierro.

El aporte en potasio de la zanahoria, potencia la actividad del riñón ayudando a **la eliminación de toxinas.**

Nos ofrece vitamina C sobre todo a través de sus hojas, pudiendo preparar ricas sopas con ellas.

Su contenido en hierro, la convierten en un complemento útil en caso **de anemia.** También nos ofrece vitamina B6 y E en menos cantidad.

Consumiéndola en exceso puede provocar depósitos de caroteno bajo la piel, confiriéndole un tono amarillento.

Simplemente tomando 85 g diarios de zanahoria te beneficiaras de todas estas propiedades.

No es la fuente de la eterna juventud, pero los científicos aseguran que sus propiedades **antioxidantes provocan un retardo en la vejez y aportan a la piel un aspecto juvenil**. Se trata de la zanahoria, muy rica en vitaminas y minerales. Su alto valor en ácido fólico (previene la anemia y enfermedades cardiovasculares), falcarinol (reduce las posibilidades de contraer cáncer), betacaroteno (reduce las posibilidades de desarrollar cáncer de pulmón o boca) y vitaminas (A, B, B2, C y D) la convierten en la hortaliza saludable por excelencia.

AUTORA DE LOS SIGUIENTES LIBROS:

LIBROS DE SALUD FISICA, EMOCIONAL Y ESPIRITUAL

JUGOS Y LICUADOS: Contiene mas de 100 recetas para preparar jugos y licuados que le ayudaran a mejorar su salud y conservarla, por ejemplo: si tiene problemas de: sobrepeso, hígado, riñones, vista, fiebre, anemia, colitis, tos, debilidad, alta presión, diabetes, páncreas, migraña, riñones, dolor de cabeza y mucho mas (son mas de 60 enfermedades)

TES MEDICINALES: Este libro le indica cuales son los tes que le ayudaran *para* cada enfermedad (contiene 60 diferentes tes para mas de 150 enfermedades o malestares)

TIPS PARA EL HOGAR, BELLEZA Y SALUD: Contiene inumerables tips o ideas para hacer mal fácil lo que parece difícil en: la casa, belleza y salud.

EJERCICIOS PARA MOLDEAR EL CUERPO: Contiene multiples ejercicios que te ayudara a mantenerte mas activa y moldear cada parte de tu cuerpo: brazos, hombros, piernas, muslos, cintura, cadera, pechos, glúteos, alineamiento de espalda y eliminar papada.

COMO ORAR EN CADA NECESIDAD: Es un manual que le ayudará como orar de acuerdo a la palabra de Dios.(contiene mas de 100 necesidades diferentes con dos o tres versículos que corresponden a cada necesidad). Sabemos que debemos orar de acuerdo a lo que Dios dice en su palabra, pero muchas veces no sabemos o no nos acordamos donde están esos versículos. (y aquí esta una guía práctica).

TEMAS BIBLICOS (que cada cristiano debe conocer): Es una guia práctica que le ayudará a encontrar rápidamente mas de 60 Temas Biblicos importantes, como por ejemplo que dice la biblia acerca de: Idolatria, brujería, cielo, infierno, salvación, ayuno, homosexualismo, sanidad y muchos más.

Los cuales son de suma importancia para su propio conocimiento y para compartir con otros (por ejemplo, algunas veces hemos querido compartir algunos de estos temas con otros que desconocen la Palabra de Dios y no nos acordamos donde están esos versiculos).

Para más informacion: gloriagarciarivera@gmail.com Tel. 903 570 5558